〈개정증보판〉

비위듀의
파킨슨병 치료약
길라잡이

비위듀의 **파킨슨병 치료약 길라잡이**〈개정증보판〉

개정증보판 1쇄 인쇄 2023년 04월 11일
개정증보판 1쇄 발행 2023년 04월 19일
지은이 비위듀(한종석)

펴낸이 김양수
편집 박정영

펴낸곳 도서출판 맑은샘
출판등록 제2012-000035
주소 경기도 고양시 일산서구 중앙로 1456 서현프라자 604호
전화 031) 906-5006
팩스 031) 906-5079
홈페이지 www.booksam.kr
블로그 http://blog.naver.com/okbook1234
이메일 okbook1234@naver.com

ISBN 979-11-5778-599-5 (03510)

<개정증보판>

비위듀의
파킨슨병
치료약
길라잡이

비위듀(한종석) 지음

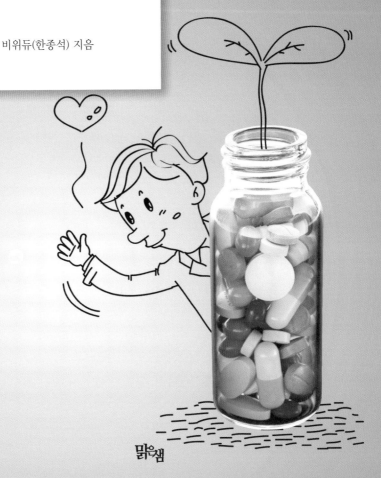

맑은샘

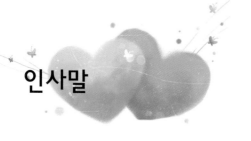

인사말

<개정증보판> 바로 이 책 제목의 마지막에 붙어다니는 이름입니다. 이제는 잘 움직이지 않는 어눌한 손가락과 잘 보이지 않는 눈을 가지고 더이상 새로운 글은 뒤로 미룬 채, 최소한의 노력만으로 그럴듯하게 만들기 위해 최선을 다한 <개정증보판> 입니다.

미진한 부분이 많습니다. 하지만, '덜 중요한 정보'를 빼고 '꼭 필요한 정보'를 넣었습니다.

여러분들의 사랑을 받는 [비위듀의 파킨슨병 치료약 길라잡이]<개정증보판>이 되기를 희망합니다.

+++++++

작년 2022년에 사랑하는 어머니가 하늘나라로 소천하셨습니다.

어머니 소천후 근 30년동안 같이 살며 돌봐준 아내와 이혼했습니다. 10년을 온전히 살고 20년을 파칸슨병과 같이 했던 그녀에게 고마움과 미안함...

끝내 행복한 결말을 맺지 못한 저 자신을 원망하며, 그녀에게 고맙다고, 감사하다고, 미안하다고, 고생이 많았다고 전합니다.

20년동안 파킨슨병 걸린 남편을 돌보며, 딸과 아들을 각각 미국 명문대학교 졸업을 시키고 딸은 약사로, 아들은 약학박사로 훌륭하게 키워낸 그녀에게 존경과 경의를 표합니다.

올해가 2023년이니까 <파킨슨병 치료약 길라잡이> 책을 출간한 지 벌써 4년이 지났습니다.

많은 분들이 사랑해주시고, 좋게 평가해 주셔서 감사합니다.

나이든 어르신들이 많아서 종이책은 일찍 품절되었으나, 불행히도 전자책이 그 역할을 대신하지 못해, 큰 맘먹고 <개정증보판> 이름으로 종이책을 계획하며, 사전접수를 받았습니다.

생각밖으로 [비위듀의 파킨슨병 치료약 길라잡이]<개정증보판>을 환호하는 분위기가 아니었습니다.

나름 화가 많이 나서 다시는 책을 출간하지 않으리라 생각했지만, 사랑하는 누군가에게 선물하기 위해 책을 찾았으나 구하지 못해 안타까워하는 환우 옆지기들과, 큰 도움이 되었다는 파킨슨병 환우들의 격려의 말에 힘을 얻어 [비위듀의 파킨슨병 치료약 길라잡이]<개정증보판>을 기쁜 마음으로 세상에 내어 놓습니다.

2023년 봄에 비위듀 올림

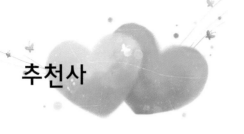

추천사

문경애 (43년차, 파킨슨병 환우들의 쉼터 카페지기)

　이번 비위듀님이 출판하신 "비위듀의 파킨슨병 치료약 길라잡이"란 책은 자신이 36살의 젊은 나이로 파킨슨병이란 진단을 받고 17년 동안 파킨슨 전문 치료약카페의 카페지기를 하면서 틈틈이 써온 글들입니다.

　이 책은 실제 환우들과 접하면서 쓴 글로 12만 파킨슨 환우들에게 무척이나 도움이 될 것입니다.

　특히, 금방 파킨슨병으로 진단받아 어쩔줄 몰라 방황속에 있는 초기의 환우들에게 약에 대한 지식과 아울러 병을 대하는 자세도 알려 주어 앞으로 현명한 투병을 해 나가는데도 많은 도움이 될 것입니다.

　누구든지 파킨슨병 진단 받으면 이병이 불치의 병이란 것에 실망하고 또 나 자신은 얼마나 살 수 있을까 하는 의문이 생겨나서 긴 시간을 방황하게 됩니다.

그러나 이러한 장시간 방황은 좋을 것이 없습니다. 되도록이면 이 방황에서 빨리 벗어나야겠습니다. 단언컨대 긍정의 생각과 그리고 운동과 아울러 올바른 약의 복용으로 자신의 나머지 삶도 잘 꾸려 갈수 있을 것입니다.

그러니 걱정을 줄이시고 용기있게 나아가기를 부탁드립니다.

그러기 위해서는 우리가 해야 할 일은 우리 주변에 "비위듀의 파킨슨병 치료약 길라잡이"와 같은 책을 가까이에 두고 수시로 읽으므로 해서 투병해 나가는데 많은 도움을 받기 바랍니다.

감사합니다.

파킨슨병 환우들의 쉼터 카페지기 문 경 애

추천사

조욱제 (11년차, 건강100세 편집발행인)

내가 비위듀(bewithyou) 그를 처음 만난 것은 8년 전이다. 첫 대면에서부터 크게 놀랐다. 관절인형처럼 예쁜 얼굴에 순한 마음을 가진 소년 같은 사람이, 어쩌다 파킨슨이라는 이 못된 병에 걸렸을까. 참 걱정스러웠다. 그래서 그런지 선뜻 말붙이기가 못내 조심스러웠다. 오랜 외국생활로 영어가 몸에 익었다고 하더라도, 어려운 의학용어들을 우리말로 풀기가 쉽지만은 않았을 것이다. 그런데 그는 그것을 무리 없이 해 냈다. 당시 내가 몇 가지 틀린 의학용어를 사용했는데, 그것을 그는 적확한 표현으로 고쳐 주었다.

그는 파킨슨병 치료제와 뇌심부자극술(Deep Brain Surgery) 등 우리가 앓고 있는 이 병에 대한 해박한 지식을 가지고 있다. 원서로 된 관련 의학 서적과 논문을 일일이 찾아 읽으며 독학으로 습득한 지식이라고 했다.

다른 사람과 논쟁을 벌일 때, 그는 원칙과 소신에 있어서만큼은

한 치의 물러섬도 없다. 때로 독설을 서슴없이 내뱉기도 한다. 그러면서도 남을 배려하는 마음이 상당히 깊다.

이러한 그의 배려심이 근간이 되어 [파킨슨병 치료약 길라잡이]가 세상에 나왔다. 참으로 고맙게도 아픈 이들의 심정을 대변해 주는 책으로서 자리매김했다.

투병의 고통을 매일 삶속에서 직접 체감 중인 파킨슨 환자의 입장에서 복용약과 치료법 등을 알기 쉽게 설명하고 있는 이 책은 그런 점에서 의미가 깊다고 하겠다.

많은 환우들과 그 가족들이 [파킨슨병 치료약 길라잡이]를 통해 투약에 대한 이해가 넓어졌노라고 말한다. 투병 의지 또한 굳건해졌다고 이야기한다. 나 또한 여러 가지로 도움을 받은 바 있다.

이제 [파킨슨병 치료약 길라잡이]가 기존 내용을 한층 보강한 모습으로 출간된다고 한다. 책을 집필하는 것은 상당히 어려운 일이다. 더더군다나 증보판을 새롭게 꾸려서 내놓는다는 것은 꽤나 부담스러운 일이 아닐 수 없다. 과감하게 이것을 해 내는 그에게 박수를 보낸다.

동일한 병을 앓고 있는 수많은 파킨슨병 환우들과, 곁에서 투병의 고통을 함께 짊어진 그 가족들에게, 증보판 [파킨슨병 치료약 길라잡이]가 보다 많은 도움이 되기를 부디 바란다.

건강100세 편집발행인 조 욱 제

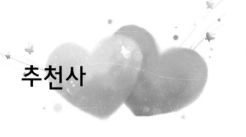

추천사

정보경 (19년차, (사) 파킨슨 행복쉼터 이사장)

2006년 4월 그 날,

잊을 수 없는 파킨슨병 환자로 확인 받던 날 이후, 병과 더불어 함께 찾아온 것은 일상의 변화뿐 아니라, 삶에 대한 나의 기본적인 철학도 바뀌게 되었다는 것이다. 심화되었다는 표현이 더 정확할 것이다.

이 기본적인 변화는 다른 사람들, 특히 같은 병을 앓고 있는 환우들에 대한 깊은 연민과 애정을 가지고 대해야 하겠다는 정신적 변화— 즉, 더 베풀고 이해하고 그들의 아픔을 위로해주는 자로 거듭나고자 하는 굳은 의지의 소산이었다.

이와 맥을 같이 하는 훌륭한 환우 중 한 분이 바로 내가 추천을 하고자 하는 비위듀님이다. 이미 파킨슨병 관련 모든 커뮤니티에서 치료약에 대한 지식과 적용이 전문가 못지않은 뛰어난 인재로 자리매김한 분으로, 그가 운영하는 치료약 카페를 통해서 다른 환우들이 정보를 얻고 치료약에 대한 이해와 분석을 가능케 한 분이라고 정평이 난 분이시다.

이번 책 출간 내용은 이 카페에 올린 글 중에서도 실제 약복용에 대한 핵심만 골라 편집한 책으로 많은 환우들의 치병의 길라잡이가 될 것이라고 굳게 믿어 의심하지 않는다. 특히 첫 진단 받고 자신의 병에 대한 지식이 부족한 초파들에게는 큰 도움이 되리라는 생각에 "비위듀의 파킨슨병 치료약 길라잡이" 책 발간에 무한한 감사의 마음으로 추천 글을 드리는 바이다.

그의 병든 인간에 대한 사랑은 마지막으로 환우들에게 주는 희망 메시지에 잘 드러나 있다고 할 것이다. <사단법인 행복 쉼터> 책임자이며 이사장인 저는 광주 환우들과 모든 환우들을 대표하여 감사의 말씀을 올리며 님의 건강과 지속적인 환우 사랑을 기대하며 인사를 마치고자 한다.

(사) 파킨슨 행복쉼터 이사장 정 보 경

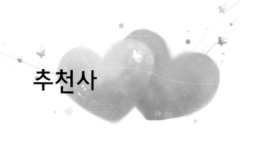

추천사

남주, 이양근 (18년차, 공인회계사)

어느 가을날 불현듯 찾아 온 뇌병변 질환인 파킨슨병.

내가 그 환자라는 확진을 받고서 충격으로 텅 빈 머리 가누지 못하고 걷다가, 어느 길모퉁이에 서서 파란 하늘을 바라보며 잠시 멈추었다. 그리고 왜 내가 이 병에 걸렸을까? 오만가지 상념에 젖어 있다가 문득 정신이 들어 내 모습을 바라보노라니 어찌나 내 모습이 초라해 보이든지 눈물이 핑 돌았다. 하지만 곧 소중한 생명, 최선을 다하여 이 병을 이겨내리라 다짐하면서 밀려오는 절망감과 우울감을 떨쳐 냈다.

그 뒤로부터 남에게 알리지도 못하고 홀로 고독한 투병생활을 시작했다. 파킨슨병에 대해서도 전혀 아는 바가 없었고 같은 병을 앓는 환우들도 드문 외로운 투병. 그러다가 인터넷에서 정보를 찾기 시작했고, 파킨슨병 커뮤니티와 파킨슨병에 관한 자료를 본격적으로 검색하다가 우연히 만난 <파킨슨병 전문치료약> 이라는 카페. 보자마자 감탄하지 않을 수 없었다. 막막하기만 했던 나에게 한 줄기 빛처럼 다가온 카페. 바로 치료약 카페 회원가입과 동시에 며칠 동안 카페지기 비위듀님의 글들을 긴장 속에서 집중하면서 읽다보니, 조금씩 파킨슨병에 대한 식견을 높일 수 있었다.

이 카페의 주인의 닉네임이 그 유명한 비위듀임을 알게 되었고 곧 친분을 쌓아가면서 큰 도움을 받게 되었다. 비위듀님의 약에 대한 정확한 지식과 쓰임, 약의 조합이나 부작용등에 대한 이야기는 전문가 못지않은 수준이었다.

자신 스스로도 이 병을 이겨내기 위해, 그리고 많은 환우들을 위해서 그가 얼마나 온 힘을 다 해 연구를 하고 고뇌하며 약에 대한 지식을 쌓아 갔는지 온 몸으로 느껴질 정도였다.

명석한 두뇌로 약에 대한 지속적인 연구노력과 그 열매는 모두 환우들에게 돌아갔고 이는 곧 한 쪽으로 기울거나 편협하지 않은 그의 정의롭고 강직한 성품에서 저절로 솟아나는 환우사랑에 기인 된것이었다.

작금에 "비위듀의 파킨슨병 치료약 길라잡이" 책을 발간하게 된 비위듀님에게 축하의 인사와 감사한 마음으로 이 추천사를 드리며 아무쪼록 이 책이 파킨슨병 환자들의 길라잡이가 되어 주길 간절히 빌며 자랑스럽고 진정어린 마음으로 추천 인사를 갈음합니다.

남주, 이양근

Contents

04_인 사 말

06_추천사 문경애

08_추천사 조욱제

10_추천사 정보경

12_추천사 이양근

1장/ 내가 먹는 약이 궁금해요

20_항파킨슨 약에 대해 정리

26_왕초보의 약 공부 1

31_왕초보의 약 공부 2

34_알듯 모를듯 [첫째날] 레보도파+카비도파1

36_알듯 모를듯 [둘째날] 레보도파+카비도파2

39_알듯 모를듯 [셋째날] 아질렉트(라사질린) & 마오비(셀레길린)

42_알듯 모를듯 [넷째날] 콤탄(엔타카폰) & 스타레보 이해하기

45_알듯 모를듯 [다섯째날] 보충 질의 및 답변

49_알듯 모를듯 [여섯째날] 도파민효현제와 도파민길항제

52_알듯 모를듯 [일곱째날] 레보도파와 도파민효현제 적정비율

56_알듯 모를듯 [여덟째날] 최적의 약 복용방법

2장/ 파킨슨병과 파킨슨증후군

62_초기 파킨슨 환우의 진단과 치료약 복용 시기

69_초기 파킨슨 환우들에게 드리고 싶은 이야기

75_파킨슨병과 파킨슨증후군

77_비전형성 파킨슨증후군

88_완치(Cure), 치료(Treatment), 그리고 치유(Healing)

93_UPDRS(The Unified Parkinson's Disease Rating Scale)

3장/ 공부하기와 이상운동증

98_파킨슨병 치료약 5가지 종류 공부하기

102_스타레보(Stalevo) 공부하기

108_마도파(Madopar) 공부하기

112_카비도파(Carbidopa) 공부하기

116_미라펙스(Mirapex) 공부하기

122_마오비(셀레길린) 공부하기

126_아만타딘(Amantadine) 공부하기

130_약물 그래프 공부하기

132_레보도파 속방형 서방형 그래프

138_3가지 위험요소와 최적의 약 복용방법

143_파킨슨병과 운동합병증(Motor complication) 1편

150_파킨슨병과 운동합병증(Motor complication) 2편

157_레보도파 동급 복용량(Levodopa Equivalent Dose)

4장/ 초파 환우를 위한 조언

166_ 파킨슨병의 초기 치료제로서 도파민효현제? 레보도파?(임주혁교수, 울산의대)

172_ 파병 초기진단후 단독복용 가능한 치료약

175_ 약 복용하면 증상이 없어지나??

177_ 약 회차간 최소 복용 간격

179_ 초파 환우분들의 효현제 복용 및 증상

183_ 미라펙스ER과 리큅피디 복용시 주의사항

185_ 서방형 잘라먹으면 안되는 이유

188_ 도파민효현제와 도파민길항제

5장/ 파킨슨병 환우를 위한 조언

196_ 리큅속방, 리큅피디서방, 미라펙스속방, 미라펙스ER서방

199_ 리큅피디서방정과 미라펙스ER서방정, 그리고 레보도파서방정

207_ 미라펙스 속방형 vs 서방형 vs 서방형+서방형

210_ 리큅이나 미라펙스 부작용으로 복용을 중단하신 환우분들께

213_ 만일 다시 진단을 받고 초파로 돌아가 약을 복용한다면

220_ 아질렉트(Azilect) 성분명 라사길린

225_ 마오비(셀레길린) 10mg/하루 이상
      또는 아질랙트(라사길린) 1mg/하루 이상 복용하면?

227_진전/떨림

232_진전(떨림)에 사용하는 항콜린제와 베타차단제

238_내가 먹은 미라펙스, 내 몸 속에서 어떻게 움직이나?

240_초파들에게 스타레보와 온젠티스를 권하지 않는 이유

244_왜 스타레보175는 없을까?

247_스트레스 / 소화흡수 / 혈액순환 / 약복용

250_"파킨슨병과 흡연 및 음주"에 대해

253_이렇게 해보세요 (비위듀 조언)

6장/ 새로운 희망

258_굿바이 파킨슨, 우린 영파입니다. (멋진하루)

262_덤벼라, 파킨슨. 네놈을 넘어서 보겠다. (난이겨낸다)

265_하늘이 나를 낳았으니 반드시 쓰이리라. (뽀미나)

267_"참 행복하게 잘 살았다" (호호맘)

7장/ DBS, 그 이후

272_비위듀 DBS 수술후기

284_DBS(뇌심부자극술)의 모든것

289_장애인과 장애

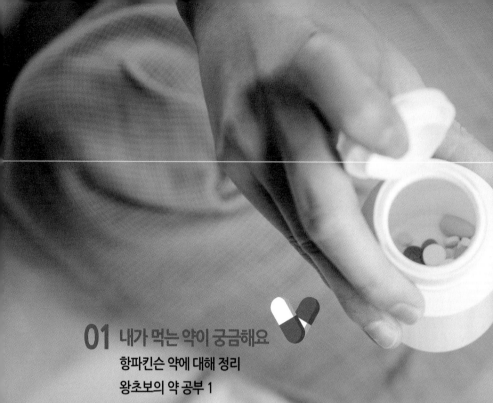

01 내가 먹는 약이 궁금해요

항파킨슨 약에 대해 정리
왕초보의 약 공부 1
왕초보의 약 공부 2

알듯 모를듯 [첫째날] 레보도파+카비도파1
알듯 모를듯 [둘째날] 레보도파+카비도파2
알듯 모를듯 [셋째날] 아질렉트(라사질린) & 마오비(셀레길린)
알듯 모를듯 [넷째날] 콤탄(엔타카폰) & 스타레보 이해하기
알듯 모를듯 [다섯째날] 보충 질의 및 답변
알듯 모를듯 [여섯째날] 도파민효현제와 도파민길항제
알듯 모를듯 [일곱째날] 레보도파와 도파민효현제 적정비율
알듯 모를듯 [여덟째날] 최적의 약 복용방법

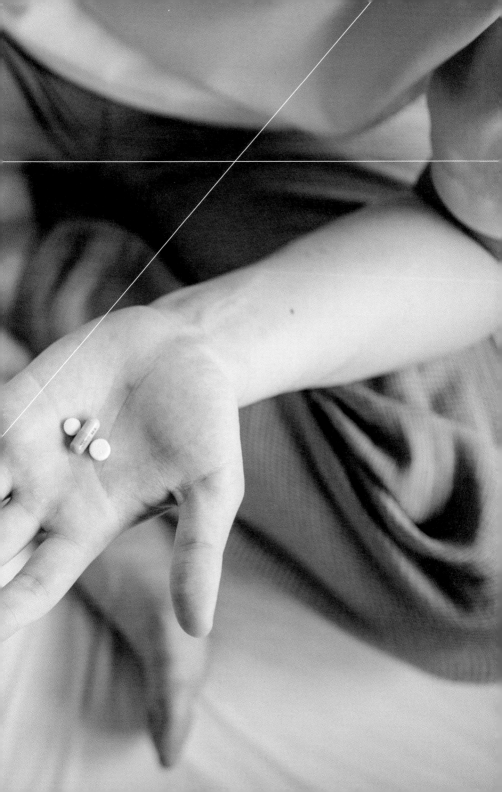

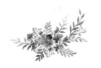

항파킨슨 약에 대해 정리

(7년차때 쓴)
비위듀 | 2010 어느날

초기 파킨슨병 진단을 받고 7년 동안 약을 복용하면서 약에 대해 잘 몰랐고 시행착오도 많이 겪었습니다. 제대로 된 완치치료제가 나오기 전까지 항파킨슨 약을 계속 복용해야 한다면 환우 본인들이 약에 대해 정확히 이해하고 본인 몸의 상태에 따라 적절히 복용하는 것이 맞는 것 같아 항파킨슨 약에 대해 정리를 하였습니다.

그동안 시행착오를 겪으면서 느낀 것은 항파킨슨 약이 매우 위험하고 부작용도 많기 때문에 급격히 복용량을 증가하거나 끊어서는 안되며, 내성에 따른 약효 손실을 고려하여 가능한 최소량의 약을 복용하도록 하여야 한다는 것입니다.

일상생활을 할 수 있을 만큼 최소한의 복용량이 얼마인지 아는 것이 무척 어렵습니다. 파킨슨병 환우의 경우 주치의가 반드시 필요하며, 전문의 샘들의 지식과 진료 경험을 존중하고 의견에 따라야 합니다.

한 가지 고려할 점은 전문의 샘들이 파킨슨 환우가 아니라는 점이며, 환우 면담 시간이 너무 짧고, 환우의 말이나 면담 시의 상태에 따라 환우 상태를 판단할 수밖에 없기 때문에 환우 본인이 약에 대해 이해하는 것이 중요합니다.

일반적으로 초기 파킨슨 환우의 경우 전문의 샘들에 따라 처방이 다르지만 아직 어떤 것이 옳고 그르다고 판단할 충분한 자료가 없습니다. 제 경우 '레보도파' 없이 '도파민 효현제', '마오비억제제', '아만타딘'으로 4년을 버텼는데 4년 내내 다리를 질질 끌다가, 3년 전부터 '레보도파'를 복용하고부터 약효 시간동안 다리를 끌지 않고 생활합니다.

하지만 '레보도파'와의 허니문 기간을 3~5년으로 보기 때문에 처음부터 '레보도파'를 복용했다면 지금쯤 더 힘들어 졌을지도 모른다는 생각이 듭니다.

일반적으로 파킨슨병 환우의 경우 레보도파를 주 치료제로 하고 도파민 효현제, COMT억제제, 마오비억제제, 아만타딘을 보조 치료제로 하여 같이 투여합니다.

'레보도파/카비도파/엔타카폰'의 최대용량 및 최소용량을 숙지하고, 이에 따라 '4:1제제'와 '10:1제제'를 정확히 이해하는 것이 중요합니다.

일반인들도 하루하루 몸의 컨디션이 다른 것이 정상입니다. 어제 컨디션이 안 좋아도 오늘은 좋을 수 있습니다. 제 경우 평상시에는 정량을 복용하다가 평상시보다 몸이 힘들 경우 '시네메트정 100/25mg'을 반으로 나눠 1/2정을 하루 1회 또는 2회 추가로 복용합니다. 다음날은 다시 정량을 복용합니다.

일반적으로 서방형제제가 일반형제제 보다 유리한 것으로 알려져 있습니다. 서방형제제의 경우 반감기가 길기 때문에 약효가 더 오래간다고 합니다. 하지만, 제 경우 일반형 '시네메트정'을 복용하다가 서방형 '시네메트 CR정'으로 변경한지 한 달 만에 다시 원상 복귀했습니다.

약효 발효시간이 기존 1시간에서 2시간 정도로 늘었고 동일한양으로 변경해서 복용했는데 마치 약 용량이 부족한 듯 몸이 잘 움직여 주질 않아 무척 고생을 했습니다. 약이 개인마다 차이가 있다는 것이 이런 부분일 것 같습니다.

'도파민 효현제'의 경우 서방형이 일반형보다 유리하다고 생각합니다. (24시간 서방형) '리큅'의 치료효과는 3mg-9mg/일 사이에서 나타난다고 쓰여 있고, '미라펙스' 1.5mg/일의 치료효과는 3mg/일, 4.5mg/일, 6mg/일에 비해 큰 차이가 없다고 쓰여 있습니다.

개인적으로 'COMT억제제'는 아직 복용하고 있지 않아서 많은 정보를 가지고 있지 않은데, 제 짧은 소견으로는 나중에 약효가 손실되어 '레보도파'의 양을 많이 늘려야 하는 시점에서 '레보도파'의 양을 늘리는 대신 'COMT억제제'를 복용하려고 생각하고 있습니다. 최근 'COMT엑제제'의 부작용에 대한 기사가 있어 예의 주시하고 있습니다.

'아만타딘'은 반감기가 12시간이며, 최신 연구에 의하면 1일 100mg의 복용도 1일 200mg의 복용과 효과면에서 거의 동일하다고 합니다. 제 경우 200mg/일을 복용하다가 100mg/일로 줄여서 복용하는데 실제 큰 차이가 없어 보입니다. '아만타딘'의 부작용을 우려하여 과거에 한 3개월 끊은 적이 있는데 몸이 무척 힘들어져서 다시 복용하고 있습니다. 이 부분 역시 개인마다 차이가 분명히 있다고 생각합니다.

'마오비억제제'의 1일 복용량은 5~10mg (1-2정)입니다. 제 경

우 10mg/일을 복용하다가 5mg/일로 줄여서 복용합니다. '아만타
딘'과 더불어 과거에 한 3개월 끊은 적이 있는데 '아만타딘'을 재복
용하면서 '마오비억제제'도 같이 재복용하고 있습니다.

2세대 마오비억제제인 '아질렉트'가 신경을 보호할 수도 있다는
기사가 있습니다. 상용량은 1mg/일인데, 재미있는 것은 그 이상 복
용량을 증가시키면 오히려 효과가 없다고 합니다.

사람마다 몸의 컨디션이 다르고, 하루하루 몸의 컨디션이 다르
고, 시간마다 몸의 컨디션이 다르기 때문에 어느 누구도 환자 자신
보다 몸 상태를 잘 알 수는 없습니다.

고맙게도 항파킨슨 약들이 몸에서 약효를 발휘하지만 병은 계속
진행한다는 것이고, 일정 기간 후에 약효 손실이 나타나기 때문에
복용량을 늘려야 한다는 것이고, 복용량을 늘리려 할수록 그리고
장기간 복용할수록 부작용은 심해진다는 것입니다.

더욱이 약을 과용함으로써 나타나는 심각한 부작용이나 약을 끊
음으로써 나타나는 병의 악화는 파킨슨 환우들을 더욱 어렵게 합
니다.

항파킨슨 약들에 대해 이해하고 과용이나 남용 없이 적절히 복용
하시어, 완치치료제가 나올 때까지 어느 정도(?) 삶의 질을 유지하
시면서 잘 버티시길 바라겠습니다.

푸르름으로 행복하다

이서진

한 낮   입김 찾아드는
거미줄 같은 땅속

웅크리고 있던 몸
겁없이 뚫고 나오다
뿜어대는 물줄기에
간지럽다 간지럽다 뒹굴다

목마른 마지막 한 모금
아! 행복하다

밟혀도 좋다
찢겨도 좋다

속삭이듯 웃음소리 맴도는 파크 골프장
누웠던 잔디 벌떡 일어나

그저 기쁘기만 하다

왕초보의 약 공부 1

멋진하루
2019/05/19

약공부를 친정 엄마에게 설명한다면 ...하고 상상해서 쓴 글입니다.

1. 레보도파 & 카비도파(벤세라짓)

아 몰라 . 그냥 의사샘이 주는 대로 먹으면 되지
..어려운 말 허구 그려

아 엄마 !!!!!

엄마가 지금 신은 신발 235지? 250 이면 어떻게 되겠어?

아 헐렁헐렁 자꾸 벗겨지고 불편허서 나댕기기 힘들겠지

220 신으면 ...

너무 꼭 끼어서 움쭉달싹 못해서 나댕기기 불편허겠지

거봐 ..이 약도 마찬가지여

너무 많아도 너무 적어도 불편하단 말여.

엄마! 엄마 머리 속에 엄마 운동하는 능력을 도와주는 것

도파민이라는 것이 있어.

머라고 ? 도..파..민!

그게 남들보다 엄청 적어서 이렇게 불편한거.

그래서 엄마 머리 속에 넣어주어야 하는데

얼마나 넣어주어야 하는지 의사샘은 잘 몰라.

사람마다 다 다르거든.

의사샘은 아무 말 안 허문 그동안 만든 통계자료 보고

어 삼년차, 오년차

...이런 식으로 그냥 남들과 비슷하다고 준단 말여

그럼 엄마가 실은 50이 필요헌디

의사샘이 다른 분처럼 100 준다고 혀봐

오메...그럼 넘치네

맞어 그럼 얼마나 아까워.

이 약은 오래동안 먹어야 하고 많이 먹으면 후유증도 생기니...

엄마 잘 지낼려면 조금씩 아껴서 천천히 늘려야 허는데.

안돼지, 그러니까 공부 좀 하자 엄마

자 잘 들어봐 !

지금 엄마가 행동이 둔해지고 떠는 것은

이 엄마 뇌혈관속에 운동 능력을 돕는 도파민이라는 것이

부족해서 일어나는 것인데

그래. 그럼 도파민 넣어주면 되겠네 -

맞아. 근데 이 도파민이 막상 몸에 들어와서 뇌혈관으로 들어가려면 저 뇌혈관벽 (BBB)이 막아서 통과 못하게 해 -

저런.. 그럼 어떻게 해 ?

저 뇌혈관벽 (BBB) 통과할 수 있는 것으로 보내지 그게 레보도파야. -

레보도파는 통과하남?

응 해. 엄마

그러니까 엄마 약에는 다 기본으로 레보도파가 들어가지-

레보도파가 들어가서 저 뇌혈관벽 (BBB)을 통과해 엄마가 부족한 도파민으로 바꾸어서 엄마 행동에 지장없이 도와주는 거지.

한마디로 말해 엄마는 저 도파민발로 움직이는 건데 도파민이 뇌혈관벽(BBB)을 못 통과해 뇌혈관벽을 통과하는 레보도파를 대신 집어넣어서 도파민으로 만들어서 쓰는 거지.

자 그럼 엄마 약은 도파민으로 되어있겠어?

레보도파로 되어있겠어?

저것이 날 무시하고 ..음 레보도파..

빙고 울엄마 짱!!!!!

자 엄마 먹는 약 보자.

퍼킨정 100mg 25/100 (Levodopa 100mg, Carbidopa 25mg)

일케 써있네. 엄마 이글자는 알아둬야해

여기 Levodopa 이게 레보도파야.

봐 !!!! 엄마 약 속에는 모두 이 레보도파가 들어가.

그런데 문제는 이 레보도파가 먹는대로 저 뇌혈관 속으로 다 낭비없이 들어가서 도파민이 되어야는데 뇌혈관 밖에서 이 바라보기도 아까운 레보도파가 도파민으로 변해버리네 . AAD 효소라는 놈 때문이지.

이 AAD 효소는 뇌혈관 안에서는 레보도파를 도파민으로 변하게 하는 정말 중요한 효소지만 뇌혈관 밖에서는 아까운 레보도파를 도파민으로 변모시켜 아껴먹어야 할 레보도파 즉 약 양을 엄청 늘리지.

뿐만 아니라 이 쓸데없는 도파민은 말초신경에 오심 구토 같은 부작용 까지 ....

자 그럼 해결책은?

어렵네. 뇌혈관 밖에서는 AAD 효소를 억제해서 도파민 못 만들게 하고 뇌혈관 안에서는 그대로 AAD효소가 작동하게 해서 도파민 만들어야 하고

그럴려면 뇌혈관벽은 통과 못 해야 하는데...
맞아요 그게 바로 카비도파 랍니다.

그래서 엄마가 타온 약 퍼킨정 100mg 25/100 (Levodopa 100mg, Carbidopa 25mg)

레보도파 100에 카비도파 25

4대 1비율로 섞인답니다. 이해가시나요 ???

시네메트, 퍼킨, 마도파, 스타레보 모두 동일하게 100mg/25mg

약이름인데 앞에 100은 모두 레보도파야. 카비도파 25

4대 1 비율. 아 마도파는 카비도파 가 아니고 벤세라짓

좀 다르지만 여기서는 패스

자 오늘은 여기까지

왕초보의 약 공부 2

멋진하루
2019/05/19

약공부를 친정 엄마에게 설명한다면 ...하고 상상해서 쓴 글입니다.

2. 마오비정 & 아질렉트

어 ? 엄마 아질렉트네.

맞아 아질렉트 나오기 전에는 마오비라는 약을 먹었지.

카페에서 이 약 언제 복용하는게 효과적이냐 논란있었잖아 ?

질문 .엄마 ....이 약에는 레보도파 들어있을까 ?

아니지...

오 ! 잘하시는데요

뇌혈관 안에서 AAD 효소에 의해서 잘 만들어진...

이 바라보기도 아까운 도파민들이 막 쓰이기도 전에

또 방해꾼을 만나는데 그게 MAO효소야.

이 방해꾼 MAO 효소가 그 아까운 도파민을 DOPAC이라는 물질로 바꾼답니다.

계속 놔두면 안되잖아 그래서 이 방해꾼 MAO 기능을 방해하거나 억제할 그리하여 뇌혈관에 도파민이 좀 더 오래 머무를 수 있도록 하는 역할을 하는 약이 필요했지

이 약이 바로 아질렉트, 마오비정 이라는 약이지.

출산을 기다리는 알밤

이서진

산파가 된 바람
만삭의 배를 두드린다

산사의 풍경
빼꼼히 내다보는 가을 빛
부끄러워 얼굴을 붉힌다

기다리는 발소리에
오동통 몸이 자라고

젖어드는 빗물에 목축이며
이야기 꽃 피우는 사이

토실토실 익어가는 살 냄새
가지마다 비좁다 자리다툼

대지 위 따스한 빛 앉고
출산 준비 임박하다

산파가 된 바람
만삭의 배를 두드린다.

알듯 모를듯 [첫째날]
레보도파+카비도파1

비위듀
2018/09/03

오늘부터 "알듯 모를듯" 첫째날 본격적인 공부를 시작할 까 합니다.

"알듯 모를듯"은 부담없이 듣고 이해가 되는 사람은 이해하고 이해가 안 되더라도

나중에 천천히 이해해도 전혀 문제가 없고 설사 끝까지 이해를 못해도 약 복용이나

관리에 전혀 문제가 없으니 절대 스트레스 받지 마시라는 의미입니다.

오늘은 레보도파 + 카비도파 이해하기 입니다.

그림에서 뇌혈관장벽 (Brain Blood Barrier) 이라는 것이 존재한

다는 것과 BBB 왼쪽이 말초신경, 실제 뇌혈관 밖쪽 BBB 오른쪽이

중추신경, 실제 뇌혈관 안쪽 방향은 왼쪽에서 오른쪽으로 한 가지

더, 저희 파킨슨병은 뇌혈관에서 도파민이 부족해 나타나는데 도파

민을 복용하지 않고 레보도파를 복용하는 이유가 도파민이 이 뇌

혈관장벽(BBB)을 통과하지 못하기 때문입니다.

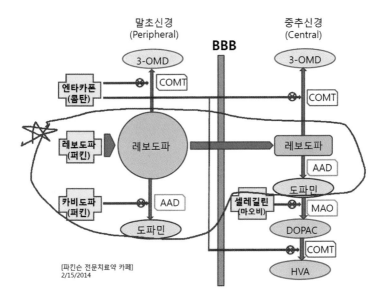

[파킨슨 전문치료약 카페]
2/15/2014

　그래서 뇌혈관장벽(BBB) 통과가 용이한 레보도파를 복용하고
통과된 레보도파를 도파민으로 바꿔주면 첫 번째 임무가 완성되는
것 입니다.

　오늘은 여기까지 이해 및 암기입니다.

알듯 모를듯 [둘째날]
레보도파+카비도파2

비위듀

2018/09/03

"알듯 모를듯"은 부담없이 듣고 이해가 되는 사람은 이해하고 이해가 안 되더라도

나중에 천천히 이해해도 전혀 문제가 없고 설사 끝까지 이해를 못해도 약 복용이나

관리에 전혀 문제가 없으니 절대 스트레스 받지 마시라는 의미입니다.

오늘은 레보도파 + 카비도파 이해하기(계속)입니다.

도파민이 이 뇌혈관장벽(BBB)을 통과하지 못하기 때문에 뇌혈

관장벽(BBB) 통과가 용이한 레보도파를 복용하고 통과된 레보도

파를 도파민으로 바꿔주면 첫번째 임무가 완성된 것 입니다.

두번째로 살펴볼 것이 카비도파입니다.

저희들이 복용하는 모든 레보도파 치료제에 4:1 비율로 함유되

어 있습니다.

시네메트, 퍼킨, 마도파, 스타레보 모두 동일하게 100mg/25mg

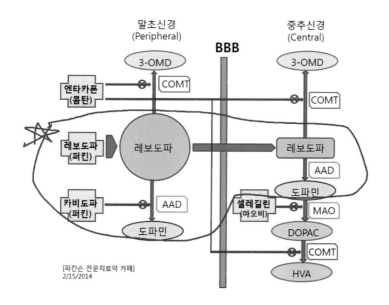

입니다. 앞의 100mg 이 레보도파의 함량이라면 뒤의 25mg 이 카비도파의 함량입니다.

이 4:1 비율은 황금비율로 모든 레보도파 치료제가 동일합니다.

지금 복용 약을 가지고 계신 분들은 바로 확인해 보십시오

세번째로 살펴볼 것이 AAD 효소입니다.

바로 이 AAD 효소가 레보도파를 도파민으로 바꿔주는 역할을 합니다.

이 AAD효소는 뇌혈관 안, 밖에 모두 존재합니다.

두번째 살펴본 카비도파의 역할이 바로 AAD 효소의 기능을 제대로 발휘하지 못하게 만드는 기능억제제(또는 기능저해제)입니다.

이 AAD가 카비도파를 만나면 레보도파를 도파민으로 바꾸는 역할을 못하게 됩니다.

여기에 기가 막힌 사실이 숨겨져 있는데 카비도파는 뇌혈관장벽(BBB)을 통과하지 못합니다.

뇌혈관장벽 좌측에는 AAD가 카비도파를 만나 제 역할을 못하지만, 뇌혈관장벽 우측에는 카비도파가 통과하지 못하기 때문에 자유롭게 본연의 역할, 즉 레보도파를 도파민으로 바꾸는 임무를 성실히 수행하게 됩니다.

이 카비도파가 없다면 뇌혈관에 레보도파가 도달하기 전에 많은 수의 레보도파가 도파민으로 바뀌어 실제 뇌혈관에서 필요한 양의 도파민을 만들기 위해 지금보다 몇 배나 많은 레보도파를 복용해야 되는지 끔직합니다.

또한, 뇌혈관의 도파민은 저희한테 큰 도움을 주지만 말초신경의 도파민은 구토, 오심 같은 부작용을 일으킵니다.

카비도파, 이래서 저희에게 매우 고마운 성분입니다.

오늘은 여기까지 이해 및 암기입니다.

알듯 모를듯 [셋째날]
아질렉트(라사질린) & 마오비(셀레길린)

| 비위듀
| 2018/09/04

"알듯 모를듯"은 부담없이 듣고 이해가 되는 사람은 이해하고 이해가 안 되더라도

나중에 천천히 이해해도 전혀 문제가 없고 설사 끝까지 이해를 못해도 약 복용이나

관리에 전혀 문제가 없으니 절대 스트레스 받지 마시라는 의미입니다.

오늘은 아질렉트(라사질린) & 마오비정(셀레길린) 이해하기입
니다.

도파민이 이 뇌혈관장벽(BBB)을 통과하지 못하기 때문에 뇌혈
관장벽(BBB) 통과가 용이한 레보도파를 복용하고 통과된 레보도
파를 도파민으로 바꿔주면 첫번째 임무가 완성된 것 입니다.

뇌혈관장벽 좌측에는 AAD가 카비도파를 만나 제 역할을 못하
지만, 뇌혈관장벽 우측에는 카비도파가 통과하지 못 하기 때문에
AAD는 자유롭게 본연의 역할, 즉 레보도파를 도파민으로 바꾸는

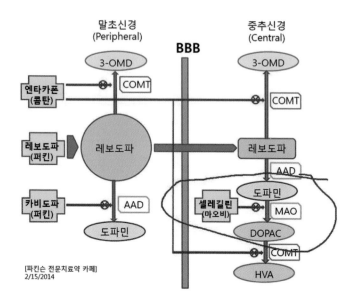

[파킨슨 전문치료약 카페]
2/15/2014

임무를 성실히 수행하게 됩니다.

그림을 보시면 뇌혈관장벽 우측에는 AAD 효소에 의해 레보도파가 도파민으로 변신된 상태입니다.

이 상태가 계속 유지되면 좋겠지만 세상 이치가 다 그렇듯 다시 MAO효소에 의해 DOPAC 이라는 물질로 다시 바뀌게 됩니다.

셀레길린이나 라사질린은 뇌혈관장벽을 통과하여 이 MAO의 기능을 방해하거나 억제하여 도파민이 DOPAC 으로 바뀌지 못하게 합니다.

다시 말씀드리면 이 치료제는 뇌혈관에서 바뀐 도파민이 다시 DOPAC 으로 바꿔주는 MAO 기능을 방해하거나 억제하여 뇌혈관에 도파민이 좀 더 오래 머무를 수 있도록 하는 역할을 합니다.

MAO 효소는 MAO-A 타입과 MAO-B 타입이 있는데 선택적으로MAO-B만 기능을 억제하기 때문에 다른 용어로 마오비(MAO-B) 억제제라 부르기도 합니다.

저희들이 요즘 많이 복용하는 아질렉트는 성분이 라사질린으로 마오비 억제제입니다.

아질렉트 전에 주로 처방하던 마오비정은 셀레길린 성분으로 1세대 마오비 억제제라 부르며, 아질렉트는 2세대 마오비 억제제입니다.

오늘은 여기까지 이해 및 암기입니다.

알듯 모를듯 [넷째날]
콤탄(엔타카폰) & 스타레보 이해하기

비위듀
2018/09/04

"알듯 모를듯"은 부담없이 듣고 이해가 되는 사람은 이해하고 이해가 안 되더라도

나중에 천천히 이해해도 전혀 문제가 없고 설사 끝까지 이해를 못해도 약 복용이나

관리에 전혀 문제가 없으니 절대 스트레스 받지 마시라는 의미입니다.

오늘은 콤탄(엔타카폰) & 스타레보 이해하기입니다.

도파민이 이 뇌혈관장벽(BBB)을 통과하지 못하기 때문에 뇌혈

관장벽(BBB) 통과가 용이한 레보도파를 복용하고 통과된 레보도

파를 도파민으로 바꿔주면 첫번째 임무가 완성된 것 입니다.

뇌혈관장벽 좌측에는 AAD가 카비도파를 만나 제 역할을 못하

지만, 뇌혈관장벽 우측에는 카비도파가 통과하지 못하기 때문에

AAD가 자유롭게 본연의 역할, 즉 레보도파를 도파민으로 바꾸는

임무를 성실히 수행하게 됩니다.

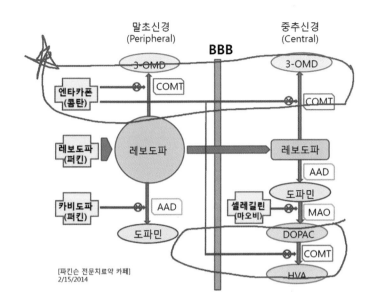

[파킨슨 전문치료약 카페]
2/15/2014

  이제 다시 그림을 보시면 레보도파에서 3-OMD로 바뀌는 작업
과 DOPAC에서 HVA로 바뀌는 작업에 관여하는 효소가 COMT 효
소입니다.

  콤탄(엔타카폰)은 COMT 효소의 기능을 방해하거나 억제하여
레보도파에서 3-OMD로 바뀌는 것을 막아 주므로써 상대적으로
많은 레보도파가 도파민으로 바뀌는 것을 돕습니다.

  또한, DOPAC에서 HVA로 바뀌는 것을 도와주는 COMT 효소
의 기능을 방해하거나 억제하여, DOPAC의 혈중 농도를 높임으
로서 순차적으로 도파민이 우리 뇌혈관에 좀 더 머물 수 있도록
합니다.

이 콤탄(엔타카폰)은 이러한 이유로 동시에 작용 하므로써 아주 놀라운 성능을 보여 줍니다.

이제 스타레보 복용하시는 환우들은 약 표지를 잘 보시면 100/25/200mg 이런 식의 표기 방법을 보실 수 있습니다.

레보도파/ 카비도파/ 엔타카폰 의 용량을 순차적으로 표기한 것입니다.

레보도파 용량은 50, 75, 100, 125, 150, 200 입니다.

카비도파 용량은 각각 얼마 일까요?

엔타카폰 용량은 변함없이 일정하게 매회 200mg으로 고정되어 있습니다.

오늘은 여기까지 이해 및 암기입니다.

알듯 모를듯 [다섯째날]
보충 질의 및 답변

비위듀
2018/09/05

"알듯 모를듯"은 부담없이 듣고 이해가 되는 사람은 이해하고 이해가 안 되더라도

나중에 천천히 이해해도 전혀 문제가 없고 설사 끝까지 이해를 못해도 약 복용이나

관리에 전혀 문제가 없으니 절대 스트레스 받지 마시라는 의미입니다.

오늘은 첫째날~넷째날 보충 질의 및 답변입니다.

Q1. 마도파와 시네메트의 차이?

시네메트, 퍼킨, 스타레보는. 레보도파 100mg + 카비도파

25mg, 표기는 시네메트 100/25, 또는 25/100 반면에 마도파는, 레

보도파 100mg + 벤세라짓 25mg, 표기는 마도파 125mg

Q2. 황금비율 4:1 을 따르지 않는 레보도파 치료제도 있는가?

고용량 시네메트 250/25 는 10:1 치료제.

이유는 카비도파 최대용량이 150mg~200mg 인 것으로 추정.

(어떤 곳은 150mg, 다른 곳은 200mg)

이 것은 레보도파 환산시 600mg~800mg 범위임.

이 카비도파 용량 초과시 각종 부작용 예상, 특히 통증과 관련이 깊을 것으로 추정.

그래서 하루 레보도파 용량이 600mg~800mg을 초과할 경우 4:1 치료제 대신 10:1 치료제를 복용하여 카비도파 복용량을 낮추어야 함.

Q3. 시네메트와 시네메트CR의 차이는?

시네메트에 함유된 레보도파의 특성상 복용후 약 1시간후 최대치(peak)에 도달.

그래서 실제 약효는 복용후 30분에서 1시간사이에 나타남.

최대치(peak)에서 농도가 계속 감소하는데 반감기가 90분 정도.

그래서, 최악의 경우에도 3시간(peak 1시간 + 반감기 90분)

복용간격 유지해 줘야 함. 설사 분복이라 할지라도...

이 경우는 최악의 경우이고, 일반적으로 4시간 간격 유지를 권유하는 근거이기도 함.

시네메트CR은 (Controlled Release) 즉 복용후 약 2시간후 peak에 도달할 수 있도록 설계.

제조사 주장으로 6~8시간 지속 주장.

하지만, 실제 약효 또한 약 1시간에서 2시간 사이에 나타나기 때문에 어떤 사람은 싫어하는 경우가 발생함.

그래서 이런 것이 중요하지 않는 경우 그냥 시네메트CR 만 복용하는 것이 바람직하지만 이런 경우 시네메트 1/2정이나 마도파 1/2정을 추가 복용하여 이런 문제점을 보완할 수 있음.

Q4. 시네메트 또는 마도파의 치료약 종류는?

시네메트(레보도파 + 카비도파)

시네메트 100 / 25

고용량 시네메트 250 / 25

시네메트CR 200 / 50

스타레보(레보도파 + 카비도파 + 엔타카폰)

50/12.5/200

75/18.75/200

100/25/200

125/31.25/200

150/37.5/200

200/50/200

마도파(레보도파 + 벤세라짓)

마도파125 100 / 25

마도파250 200 / 50

마도파HBS캅슐125 100 / 25

마도파확산정125 100 / 25

Q5. 스타레보는 2정이상 같이 복용하면 안되나요?

예 안됩니다. 100/25/200 이라고 표기되는 부분에서 마지막 200 mg 가 엔타카폰의 1회 복용량입니다.

스타레보 2정을 함께 복용하시면 이 용량이 표준용량의 2배인 400mg 이 됩니다.

또한, 스타레보를 1/2로 잘라드시면 이 엔타카폰 용량이 100mg 이 되어 충분한 효과를 얻으실 수 없습니다.

단지, 엔타카폰 부작용이 심한 분들은 잘라 드시면 부작용이 많이 완화가 됩니다.

오늘은 여기까지 이해 및 암기입니다.

알듯 모를듯 [여섯째날]
도파민효현제(Agonist)와
도파민길항제(Antagonist)

비위듀
2018/09/07

"알듯 모를듯"은 부담없이 듣고 이해가 되는 사람은 이해하고 이해가 안 되더라도

나중에 천천히 이해해도 전혀 문제가 없고 설사 끝까지 이해를 못해도 약 복용이나

관리에 전혀 문제가 없으니 절대 스트레스 받지 마시라는 의미입니다.

오늘은 도파민효현제(Agonist)와 도파민길항제(Antagonist) 이 해하기입니다. 먼저, 주 치료제로서 도파민 전구물질인 레보도파에 관한 이야기입니다. 실제 뇌 중추에 필요한 물질은 도파민입니다. 그런데 불행히도 도파민은 뇌혈관장벽(BBB)을 통과하지 못합니 다. 즉, 도파민을 바로 복용하면 뇌에 전달이 안 되기 때문에 아무 런 효과가 없습니다.

그래서 도파민 전구물질인 레보도파를 복용합니다.

레보도파는 도파민과 달리 뇌혈관장벽(BBB)을 통과할 수 있습

니다. 뇌혈관장벽(BBB)을 통과한 레보도파는 AAD라는 효소에 의해 도파민으로 바뀌게 됩니다.

전구물질이란 특정 효소에 의해 다른 물질로 바뀔 수 있는 바로 전 단계 상태의 물질입니다.

저희가 복용한 레보도파(시네메트, 퍼킨, 마도파등)가 소화흡수를 거쳐 중간에 다른 물질로 바뀌지 않고 더 많은 레보도파가 뇌혈관장벽(BBB)을 통과하여 뇌 중추에 도달할 수 있도록 도와주는 보조 치료제들이 카비도파, 벤세라짓, 콤탄(엔타카폰) 같은 약들입니다. 여기에 위장 활동을 활성화시켜 소화흡수를 도와주는 약이 돔페리돈 성분의 모티리움엠정이나 멕시롱입니다.

돔페리돈이 말초신경에서 레보도파의 대사를 억제해 주기 때문에 위장관 소화흡수는 물론 말초신경에서 부작용 최소화 및 더 많은 레보도파가 뇌 중추에 도달할 수 있도록 도와주는 보조 치료제 역할을 합니다.

다음은 오늘 이야기하고자 하는 도파민효현제(Agonist)와 도파민길항제(Antagonist) 입니다. 사전에 정의된 효현제(Agonist)와 길항제(Antagonist) 뜻입니다.

agonist (작용제, 동근군, 주동근, 작동약, 작용 물질, 촉진제, 협력 물질), 반대어=antagonist. 특별한 운동에 필요한 주된 근육. 약리학에서는 자연적인 물질에 의해 정상적으로 활성화되는 세포에 있는 수용기에 작용하는 약물을 의미한다.

해부학에서, 운동 개시 물질. 약리학에서, 자연적인 자극에 의해 만들어져 세포 리셉터를 물리적으로 활성화시키고 그에 친화력 있는 약제.

antagonist (길항제, 길항 물질, 길항근, 길항 약), 반대어=agonist.

동근군이나 주된 운동근에 반대되는 기능을 하는 근육.

약리학에서는 다른 약물의 효능을 감소시키는 약물이나 동일한 수용기를 자극하여 생성하는 물질을 의미한다. 다른 약물, 물질의 작용을 생물학적 반응을 유도하지 않고 세포 리셉터에 결합하여, 감약 또는 무효로 하는 약물, 물질.

리큅이나 미라펙스같은 도파민효현제는 도파민수용체(도파민이 신경 전달물질로 작용하는 부위)와 결합하여 마치 도파민처럼 작용합니다.

도파민수용체와 결합하여 작용하는 것은 레보도파(도파민)와 도파민효현제 뿐입니다. 그래서 도파민효현제의 가치가 여기에 있습니다. 카비도파, 벤세라짓, 콤탄(엔타카폰) 같은 보조 치료제는 더 많은 레보도파가 도파민으로 바뀔 수 있도록 도와주고, 마오비정이나 아질렉트 같은 보조 치료제는 생성된 도파민이 다른 물질로 다시 바뀌지 못하도록 지원하는 역할을 합니다.

오늘은 여기까지 읽고 이해하기 입니다.

알듯 모를듯 [일곱째날]
레보도파와 도파민효현제 적정비율

■ 비위듀 | 2018/09/07

"알듯 모를듯"은 부담없이 듣고 이해가 되는 사람은 이해하고 이해가 안 되더라도 나중에 천천히 이해해도 전혀 문제가 없고 설사 끝까지 이해를 못해도 약 복용이나 관리에 전혀 문제가 없으니 절대 스트레스 받지 마시라는 의미입니다.

오늘은 레보도파와 도파민효현제 적정비율 이해하기입니다.

최근 출산 비율이 급격히 줄어 현역병 입영대상자가 많이 줄었습니다. 군 현대화를 통해 필요한 현역병 수를 줄인다고 해도 절대적인 수의 현역병이 필요하기 때문에 (우리 몸에서는 절대적 양의 도파민이 필요하기 때문에) 그동안 주어졌던 각종 특례혜택을 줄여 입영대상자 대부분을 현역병으로 입영시키고자 하는 방안을 발표했습니다. (카비도파, 벤세라짓, 엔타카폰 같이 레보도파 대부분을 도파민으로 전환하기 위해) 그럼에도 현역병이 절대적으로 부족할 경우 부득이하게 복무기간을 1달씩 늘려 전역을 미루는 방법밖에는 달리 대안이 없어 보입니다. (아질렉트, 마오비정 같이 도파민을 다른 물질로 바뀌지 않도록 유지)

편의상 레보도파를 정규군, 효현제를 예비군이라 가정하면 초기 환우의 경우 레보도파 복용없이 효현제만 단독 복용할 경우 몸안에 예비군만을 보충해주는 것인데, 이때 착각하기 쉬운 것이 효현제만 복용할 경우 몸안에 도파민이 전혀 없다고 착각하기 쉬운 것입니다.

도파민이 전혀 없는 것이 아니라 초기 환우의 경우 이미 몸안에 상당한 수의 정규군이 자리잡고 있으며, 단지 부족하여 보충이 필요한 상태여서 예비군만 보충해도 충분할 수 있다는 것입니다.

시간이 지남에 따라 정규군의 숫자가 계속 준다면 더 이상 예비군의 투입만으로는 버티기 힘들 것입니다. 이때 정규군인 레보도파(도파민)를 투입하게 되는데 전투력이 상승한 만큼 예비군숫자를 줄여야 합니다. 고민할 부분이 여기에 있습니다.

정규군인 레보도파를 유지하는 비용이 예비군인 효현제를 유지하는 비용보다 크다는 것이고, 이 유지비용은 국민의 세금으로 감당해야 하는데 유지비용이 커질수록 국민(몸)이 부담해야 하는 세금, 즉 부작용이 점점 더 많아진다는 것입니다.

유능한 지휘관이라면 현재 몸안에 자리잡고 있는 진짜 정규군이 얼마나 되는지 정확히 파악해야 하고 (현재 상태 파악), 최소한의 세금(부작용 최소)으로 유지가 가능하겠끔 (정상의 80-90%정도), 추가로 투입해야 할 정규군의 규모(레보도파 복용량)와 예비군의 규모(효현제의 복용량)을 잘 계산해서 적절히 투입해야 합니다. 너무 세금(부작용)만 신경쓰다보면 정작 최소한의 방어조차 힘들 것이고, 너무 전투력에만 신경쓰다보면 세금 부담이 커져 국민(몸)이 버티기 힘들 것입니다. 그래서 어렵습니다.

어떤 지휘관은 최소의 정규군을 투입한 상태에서 예비군을 계속 늘려가다가 정 힘들어지면 그 때 추가로 정규군을 투입하면서 기존 예비군의 숫자를 줄이는 방법을 선호할 수도 있고, 어떤 지휘관은 최소의 예비군을 투입한 상태에서 조금씩 추가로 정규군을 투입하는 방법을 선호할 수도 있습니다.

예전 제 주치의 샘이 리큅 광팬이셨습니다.

그 당시는 리큅피디서방정, 미라펙스서방정이라는 24시간 지속형 서방전이 나오기전이어서, 리큅정과 미라펙스정만 있었고 제 주치의샘은 리큅의 신봉자였습니다.

지금은 안계시지만 우리나라 최고의 실력자중 한 분이었다고 자부합니다.

제가 하루 6mg X 3회 까지 복용하다가 이건 아니다 싶어 레보도파 처방으로 돌아섰습니다. 리큅 하루최대 복용량이 24mg입니다.

제 심리적 마지노선이 18mg/일 였습니다.

어느날 진료 대기하고 있었는데 제 앞의 환자가 20대 초반 또는 중반의 예쁜 처자 였습니다. 제 차례가 되어 저는 들어가고 그 처자는 나오고... 순간 차트가 눈에 띄더군요. 리큅 27mg/일.

그 날 속으로 제 주치의샘을 엄청 씹었습니다.

최대가 24mg인데 27mg 처방하다니...

제 주치의샘은 예비군 총 동원해서 다 써보고 다음 단계가 레보도파였던 것 같습니다. 제 경우 18mg까지 갔다가 마도파정, 마도파HBS를 거쳐 시네메트로 자리잡게 되었는데, 레보도파 처방하면서 리큅 18mg을 하루 아침에 중단해 버리면 아주 큰 일이 벌어집니다. 레보도파 양을 서서히 올리면서 리큅을 서서히 줄여야 합니다. 레보도파 처방후 리큅에서 리큅피디를 거쳐 지금은 미라펙스서방정을 복용합니다. 제 경우 가급적 미라펙스서방정을 고정해 놓은 상태에서 다른 것들을 조절하려고 시도합니다.

어떤 방법이 옳다 틀리다가 아니라 케이스에 따라 또는 선호방식에 따라 여러가지 가능성을 놓고 종합적으로 검토되어야 합니다.

오늘은 여기까지 읽고 이해하기입니다.

알듯 모를듯 [여덟째날]
최적의 약 복용방법

▌비위듀 | 2018/09/09

"알듯 모를듯"은 부담없이 듣고 이해가 되는 사람은 이해하고 이해가 안 되더라도

나중에 천천히 이해해도 전혀 문제가 없고 설사 끝까지 이해를 못해도 약 복용이나

관리에 전혀 문제가 없으니 절대 스트레스 받지 마시라는 의미입니다.

오늘은 최적의 약 복용방법 이해하기입니다.

약 복용시 3가지를 고려해야 하는데, 1. 복용간격, 2. 하루 최대

레보도파양, 3. 하루 최대 카비도파양입니다.

첫번째로, 복용간격의 경우 정확하게 나와 있는 규정은 없지만

약효 도달시간 및 반감기 90분을 감안해서 계산해보면 최소 2시간

30분내지 3시간은 유지가 되어야 합니다. 스타레보 설명서에는 정

확하게 3시간 간격으로 명시되어 있습니다. 그래서, 일반적으로 복

용간격은 최소 3시간 간격이라고 생각하시면 될 것 같습니다. 하지

만 이 3시간 간격은 하루 8회 복용을 의미하는데, 실제 하루 5~6가 최대치라고 가정할 경우 4-5시간 간격은 지켜주셔야 한다는 뜻입니다.

두번째로, 하루 최대 레보도파양의 경우 문헌에 따라 다른데 1,500mg~2,000mg 정도로 나와 있습니다. 스타레보 설명서에는 콤탄(엔타카폰)과 같이 복용시 하루 최대 레보도파양을 1,200mg으로 규정해 놓고 있습니다.

세번째로, 오늘 논점의 대상인 하루 최대 카비도파양입니다. 다음은 "카비도파 공부하기"에 언급되어 있는 내용입니다.

"카비도파없이 레보도파만 단독 복용하면 약 80%이상에서 식욕부진, 오심, 구토가 발생한다고 합니다. 또한, 레보도파만 단독 복용하면 말초에서 카테콜라민의 생성이 증가되어 빈맥, 심실성 기외수축등 다양한 심부정맥이 나타날 수 있다고 합니다.

카비도파와 레보도파를 같이 복용하면, 위장관에 대한 부작용에 대한 빈도가 20% 이하로 낮아져서 더 많은 양의 레보도파 처방이 가능하고, 또한 다양한 심부정맥의 위험을 감소시킨다고 합니다. 카비도파는 말초신경에서 레보도파가 도파민으로 대사되는 것을 억제하여 이러한 레보도파 부작용을 감소시키는 중요한 역할을 함과 동시에 이렇게 억제된 레보도파가 뇌의 중추신경으로 더 많이 전달될 수 있도록 돕는 역할을 합니다.

만약, 카비도파가 없었다면 매번 레보도파를 복용할 때마다 최소한 80%이상은 오심, 구토로 고생했을 것이고, 현재보다 2배이상의 레보도파를 복용했을지도 모르며 그로 인해 불수의나 이상운동 같은 레보도파 부작용이 훨씬 심해졌을 것이란 생각입니다. 카비도파의 고마움이 새롭게 느껴집니다.

카비도파는 하루 70mg~200mg 사이에서 최적의 효과를 가진다고 하는데, 정확히 이야기하면 100mg 근방에서 포화되어 버리기 때문에 하루 70mg ~100mg이 최적의 복용량이고 200mg까지는 안전성에 문제가 없고, 200mg이상은 복용이 불필요 하다고 합니다."

실제 문제는 여기에 있습니다.

카비도파 하루 200mg 이상은 효과대신 부작용이 더 크게 나타나기 때문에 꼭 필요해서 어쩔수없이 복용해야되는 경우가 아니라면 하루 200mg를 최대 복용량이라고 생각하시면 될 것 같습니다. 스타레보 설명서에는 하루 최대 레보도파 양을 1,200mg으로 규정해 놓고 있기 때문에 스타레보에 포함된 카비도파의 하루 최대 복용량은 300mg 입니다.

카비도파의 복용량을 늘리지 않고 유지하면서 레보도파 복용량이 더 많이 필요한 고참 환우들을 위해 개발된 것이 고용량 시네메트250/25 입니다.

그래서 "시네메트100 2정 X 4 = 200mg X 4 = 800mg (200mg)" 대신 "고용량 시네메트250 1정 X 4 = 250mg X 4 = 1,000mg (100mg)"을 복용하시는 것이 좋습니다.

상기 고용량 시네메트의 경우 레보도파 1,000mg을 복용해도 카비도파 100mg 때문에, 실제 일반 레보도파 800mg 복용과 비슷하거나 약간 높은 상황. 효율 80~85% 예측.

스타레보를 복용하시는 경우 고용량 스타레보를 지원하지 않지만 일반 레보도파에 비해 약효가 30%정도 강하고 약지속시간이 30분~1시간정도 길기 때문에 "스타레보150 1정 X 4 = 150mg X 4 = 600mg (150mg)"을 복용하시는 것이 효과는 비슷하면서 위의 3가지 고려사항이 반영된 최적의 처방이라 말씀드릴 수 있습니다.

알듯 모를듯 모두 8편입니다. 수고 많으셨습니다.

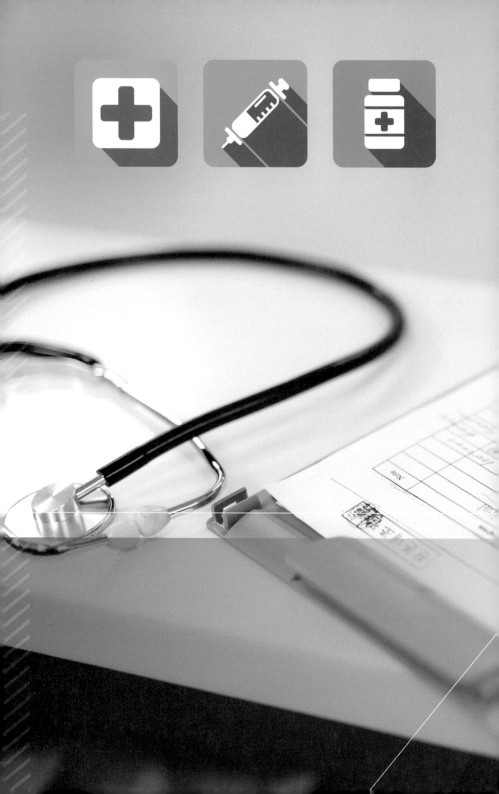

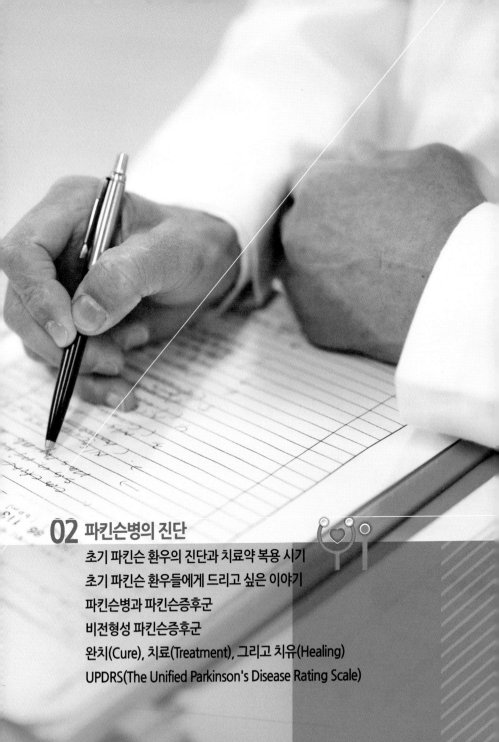

02 파킨슨병의 진단

초기 파킨슨 환우의 진단과 치료약 복용 시기

초기 파킨슨 환우들에게 드리고 싶은 이야기

파킨슨병과 파킨슨증후군

비전형성 파킨슨증후군

완치(Cure), 치료(Treatment), 그리고 치유(Healing)

UPDRS(The Unified Parkinson's Disease Rating Scale)

초기 파킨슨 환우의
진단과 치료약 복용 시기

▍ 비위듀 | 2014/01/20

　미디어의 발달로 늘어난 엄청난 양의 정보를 보고 들으며 누구의 말을 믿어야 할 지 난감할 때가 많습니다. 저도 어떤 것이 진실이고 어떤 것이 거짓인지 모릅니다. 그냥 제 머리 속에 구축되어 있는 지식 데이터베이스에 기초하여 가급적 사실적인 내용만을 이야기하려고 합니다.

파병의 진단

　파병의 진단은 어렵습니다. 하지만 이 글을 읽고 계시다면 이미 파병으로 확진을 받은 분들이라고 생각되어 파병의 정의나 3대 증상(강직, 진전, 서동) 같은 것들은 이야기하지 않겠습니다.

▶ CT, MRI 모두 정상인데 파킨슨병인가요?

일반CT, MRI에서 정상으로 판명되어야 파킨슨병으로 진단합니다.

▶ 파킨슨병의 정확한 진단 방법은 있나요?

현재 일반 PET 검사(몸속의 생화학 변화를 영상화 할 수 있는 첨단 영상진단 기법)나 PET/CT 검사(종양 등 질환의 형태적 영상(CT)과 기능적 영상(PET)을 동시에 획득하여 병소의 정확한 위치와 기능 영상을 함께 제공)를 통해 진단 가능합니다.

▶ 냄새를 잘 못 맡습니다. 파킨슨병인가요?

냄새를 못 맡는다고 파킨슨병은 아니지만, 많은 파병 환우들이 냄새를 잘 못 맡습니다.

▶ 다른 중요한 특징들로는 뭐가 있나요?

많은 파병 환우들이 한 쪽에서 먼저 불편함이 발생하다 양 쪽으로 진행, 다리 끌림, 팔 스윙 폭 감소, 뒷걸음질은 잘 함, 좌우로 또는 뒤로 돌 때 비교적 중심을 잘 잡음 등이 있는데 정확한 진단을 위해서는 PET 검사와 전문 의사샘의 진료가 필요합니다.

▶ 파킨슨병은 유전인가요?

많은 의사샘들이 유전 가능성에 대해 연구를 해 오고 있는 것은 맞지만 유의할만한 결과는 찾지 못했습니다. 하지만, 최근 아주 일부 경우에서 유전가능성을 염두에 두고 있습니다.

파병 치료약을 먹는다? 안 먹는다?

아래는 발췌한 내용입니다.

"파킨슨병은 1817년 제임스 파킨슨이라는 영국 의사에 의해 처음 6명의 환자에서 보고됐습니다. 이후 파킨슨병은 특별한 치료 방법이 없이 계속 진행돼 10년 이내에 80% 이상의 환자가 식물인간과 같이 전혀 움직일 수 없게 되는 무서운 질환으로 인식되어 왔습니다. 그러다가 140여년이 지난 1960년 이 질환이 인간의 뇌에서 도파민이라는 신경전달물질이 부족해 발생한다는 사실이 알려지게 되었고 그 이듬해인 1961년에 최초로 도파민의 전구물질인 레보도파를 파킨슨병 환자에게 투여하게 됐습니다. 몇 년 후 레보도파의 확실한 효과가 밝혀졌으며, 그 이후로 현재까지 레보도파는 파킨슨병 치료에 가장 효과적인 약물로 인식되어 왔고 환자들의 수명 연장 및 삶의 질 개선에 탁월한 기여를 해왔습니다."

"A large body of evidence indicates that the progression of Parkinson's disease (PD) may be fast in the preclinical stage as well as during the first years of the disease, with a subsequent slowing down of the disease process. As has been shown in the Deprenyl and Tocopherol Antioxidative Therapy of Parkinsonism (DATATOP) study, the Unified Parkinson's Disease Rating Scale (UPDRS) motor examination scores declined at a rate of 8 to 9% per year in untreated patients. A subgroup of levodopa−naive DATATOP patients ("survivors") showed a much slower rate of progression, in the order of 3% per year, suggesting a more benign disease course. A number of clinical factors that may govern the rate of motor decline, such as age at onset, disease duration, gender, and clinical phenotype (akinetic−rigid versus tremulous) have been proposed; however, none of them is proven. In contrast, dopaminergic substitution undoubtedly has had a major impact on the natural history of PD, resulting in a reduction of the mortality ratio from about 3.0 to 1.5. This benefit has been noted particularly in patients in whom levodopa therapy was started early. The positive impact of levodopa is largely derived from its symptomatic action; its influence on the disease process itself remains controversial" Poewe & Wenning, 신경학(Neurology) 1996년.

Poewe & Wenning의 논문에 따르면, 치료받지 않은 환자의 경우 매년 8~9%의 비율로 운동장애가 악화되어 11~15년차 환자의 80~90%가 중증장애 또는 사망에 이르렀다는 것 입니다.

반면에, 레보도파 치료를 받은 환자의 경우 이 비율이 급격히 감소하여 매년 3%의 비율로 운동장애가 악화되었다는 연구 결과입니다.

고려할 사항은 1980년경부터 15년 동안 추적 관찰한 1996년 자료이기 때문에 여기서는 도파민계 주 치료제인 레보도파만을 언급하고 있지만 현재는 다양하고 좋은 비 도파민계 치료제들이 많이 개발되었다는 것입니다. 아직까지 위 논문을 뒤집을만한 객관적인 자료가 없다고 알고 있습니다.

다만 20년 전과 비교하여 현재 치료약이 많이 좋아져서 치료약 복용 시 매년 3%의 비율보다 훨씬 낮은 비율로 파킨슨병의 운동장애가 악화될 것으로 추측하지만, 치료약 복용하지 않은 상태에서는 예나 지금이나 영양상태가 좋아진 것 빼고는 별로 달라진 것이 없기 때문에 여전히 매년 8~9%의 비율로 운동장애가 악화될 것으로 생각됩니다.

제 의견은 이렇습니다. 확진 받으시고 처방을 받으셨다면 병을 늦춘다고 생각하시고 비 도파민계 치료제인 효현제 또는 마오비억제제를 약하게라도 드시길 권해드립니다. 처음부터 도파민계 주 치료제인 레보도파는 권하지 않습니다.

초파의 레보도파 복용시기

일단 진단을 받으면 파병 진행상태, 나이, 현재 상황등을 고려하여 치료제 처방을 받으셔서 복용하시는데 지금 학계에서 논란중인 이야기는 초파때 도파민계 치료제인 레보도파를 약하게 쓰는 것이 좋은지 비 도파민계 치료제인 효현제 리큅이나 미라펙스를 먼저 쓰는 것이 좋은지 입니다.

레보도파가 효과는 막강하지만 장기 복용 시 워낙 치명적인 부작용이 있어서 이를 보완하기 위해 효현제가 개발되었다고 보시면 됩니다. 효현제는 마치 레보도파인 것처럼 행동할 뿐 실제 레보도파가 아니어서 효과가 많이 약합니다. 효현제는 단독 복용 시 레보도파 복용을 3~5년 늦추고, 레보도파와 같이 복용 시 실제 레보도파 복용량을 감량할 수 있어서 이상운동 등의 부작용 감소시켜 주는 장점이 있습니다.

젊은 환우의 경우 레보도파의 복용을 가능한 늦추고 비도파민계 치료제인 효현제를 먼저 복용하시는 것이 유리하다는 생각입니다.

그러면 효현제만 가지고 몇 년이나 버틸 수 있느냐 하는 문제인데 길면 길수록 좋은 것이 사실이나 아직 5년 이상 버티신 경우를 본적이 없어서 지극히 주관적인 견해로는 3~5년 정도가 적당 혹은 최대치일 수 있다는 생각입니다.

나이 드신 고령의 환우의 경우도 효현제 복용을 통해 3~5년 레보도파 복용을 늦추는 것이 좋을 수도 있지만 경우에 따라서는 바로 레보도파 치료제를 처방하는 것이 더 효과적으로 도움이 될 수도 있습니다. 왜냐하면 남은 여생의 삶의 질을 고려해 보면 굳이 나중에 발생할 레보도파 부작용을 걱정할 이유가 없을 수도 있기 때문입니다.

또 한 가지 유의할 점은 초기에 레보도파 처방을 받고 현재 10년 이상 거의 비슷한 수준의 복용량을 유지하시는 분들이 몇 분 계십니다. 이 분들의 경우를 보면 경우에 따라서는 바로 레보도파 복용하는 것이 유리할 수도 있다는 이야기입니다. 하지만 모든 분들에게 적용되는 것은 아니어서 일반론으로 이야기하자면 비 도파민계 치료제인 효현제 복용 후 레보도파 복용이 맞는 것 같습니다.

초기 파킨슨 환우들에게
드리고 싶은 이야기

비위듀 | 2014/01/27

환자는 조급한데 의사샘은 느긋하다?

처음 파킨슨병을 진단 받고 나면 하늘이 무너지는 것 같고 앞으로 어떻게 남은 인생을 살아가야 하는지 막막합니다. 막상 병원 약을 처방 받아서 복용 해봐도 뚜렷한 증상의 개선이 나타나지 않고 약을 안 먹고 건너뛰어도 별 다른 이상을 못 느끼겠고… 짧게는 1~2년 길게는 2~3년 오진 가능성을 의심하면서 여기저기 돌아다니며 이것저것 많은 것을 시도하게 되더군요. 아주 자연스러운 현상이라 생각됩니다. 특히, 처음에 효현제인 리큅정, 리큅피디정이나 미라펙스정, 미라펙스ER정을 처방 받은 환우들에게서 나타나는 아주 일반적인 현상입니다.

이유는 이렇습니다. 환우들은 나무를 보지만 의사샘들은 전체 숲을 보게 됩니다. 일단 확진단계까지 신중을 기하지만 일단 파킨슨병이라는 확신이 서면 의사샘들 머리 속에는 이미 그 환우의 5년, 10년, 15년 뒤 모습이 그려지게 되고 조금 과장해서 이야기하면 이미 처방약에 대한 장기 플랜이 나와 있다고 생각하시면 됩니다. 그래서 현재 환우들의 증상이 이렇고 저렇고 이야기해봐야 나중에다가 올 엄청난 고통에 비하면 그냥 어린아이들 투정에 불과하게 보일 수 있습니다. 이미 많은 임상경험을 통해 5년차 10년차 15년차를 경험해 봤기 때문에 병이 어떻게 진행될지 알고 있다는 것입니다.

미라펙스정이나 미라펙스ER서방정은 단독복용 시 하루 약 0.75mg~1.5mg 정도가 임계점이라 생각하고 있습니다. 임계점은 약이 어느 정도 제 힘을 발휘하는 최소량을 의미하며 1~2주 정도 지나야 확실히 반응을 알 수 있습니다. 리큅정의 경우는 임계점이 하루 3mg~6mg이고 리큅피디정의 경우 임계점이 하루 4mg~8mg 정도라고 생각하고 있습니다.

환자는 조급하지만 정작 의사샘은 이 임계점까지 서서히 끌어 올린 후 몸의 반응을 살피게 됩니다. 의사샘들이 증상 개선을 바라는 기대치가 여기서부터 시작된다고 생각하시면 됩니다. 이 임계점의 최소값에서 몸이 반응하여 증상들이 거의 사라진다면 행운중의 행운입니다.

의사샘은 정답을 알고 있다?

그렇습니다. 의사샘은 정답을 알고 있습니다. 어떻게 하면 지금 그 증상을 제거할 수 있는지 해답을 알고 있습니다. 다만 환자에게 이야기해주지 않고 머리 속에 가지고만 있습니다.

해답은 의외로 간단합니다. 증상이 없어질 때까지 주치료제인 레보도파를 증량하면 됩니다. 계속 증량했는데도 증상이 안 없어지면 그때는 파킨슨증후군을 의심합니다.

레보도파 놔두고 이렇게 효현제에 집착하는 이유는 나중에 닥쳐올 불수의 같은 이상운동 부작용이 두렵기 때문입니다. 의사샘들은 많은 임상을 통해 그것이 어떤 것 인줄 알기 때문에 가능하면 이런 부작용을 피하거나 늦추려고 할 것입니다.

아까 말씀드렸던 리큅정이나 미라펙스정의 임계점과 마술과도 같이 증상이 사라지는 레보도파 사이에서 뭔가 해결점을 찾고자 환우들의 몸 상태를 관찰해 가며 효현제 및 보조 치료제의 양을 조금씩 늘려가면서 몸이 반응하는 정확한 임계점을 찾으려고 시도하는 것입니다.

이 기간은 전적으로 의사샘과 환우들의 의지 또는 몸 상태에 달려 있습니다. 이미 도파민 효현제로 치료하기에는 시기가 지났다거나 직장 생활로 인해 레보도파의 매직이 필요하거나 기타 여러 가지 사유로 레보도파의 복용이 필요하다 싶으면 바로 레보도파를 복용하시면 됩니다.

도파민 효현제에 잘 반응해서 정상 상태의 80~90%로 생활이 가능하다면 행운아입니다. 몸은 조금 힘들어도 장기 레이스 관점에서 본다면 아주 성공적인 케이스라는 것입니다.

삶의 질이냐? 아니면 삶의 양이냐?

오래오래 사는 것(삶의 양)도 중요하지만 품위 있게 잘 사는 것(삶의 질)도 중요합니다. 완치 치료제가 4~5년 이내 나올 것이 확실하고, 레보도파 허니문 기간이 보통 4~5년이어서 레보도파 복용 시 4~5년은 편안하게 지낼 수 있다면 여러분은 어떤 치료제를 선택하시겠습니까?

저라면 당연히 레보도파를 바로 복용합니다. 4~5년 뒤 치료제가 나온다면 굳이 나중에 나타나지도 않을 부작용을 염려하여 지금 힘든 시간을 보낼 이유가 전혀 없습니다.

완치 치료제가 8~10년 이내 나올 것이 확실하고, 레보도파 허니문 기간이 보통 4~5년이어서 레보도파 복용 시 4~5년은 편안하게 지낼 수 있다면 여러분은 어떤 전략을 짜서 치료제를 복용하시겠습니까? 저라면 처음 3~5년 정도 도파민 효현제를 복용하다가 완치 치료제 나올 때까지 레보도파를 복용하는 것이 좋을 것 같다는 생각입니다.

완치 치료제가 8~10년 이내 나올 것이 확실하고, 레보도파 허니문 기간이 보통 4~5년이어서 레보도파 복용 시 4~5년은 편안하게 지낼 수 있고, 도파민 효현제로 3~5년 레보도파 복용을 늦출 수 있다고는 하지만 도파민 효현제로 다리 끌림 등이 해결되지 않아서 현재 삶의 질을 유지하기 어려운 경우 여러분은 어떤 선택을 하시겠습니까?

저라면 이런 경우 미래의 부작용보다는 현재의 삶의 질을 유지하기 위해 도파민 효현제로 1~3년 버틴 후에 바로 레보도파를 복용할 수도 있고, 경우에 따라서는 바로 레보도파를 복용할 수도 있다고 생각합니다.

하지만, 완치 치료제가 언제 나올지 모르고 최악의 경우 15~20년을 고려하여 장기 플랜을 짜야 한다면 여러분은 어떤 플랜을 짜서 치료제를 복용하시겠습니까? 장기 플랜을 짜기가 쉽지 않습니다.

의사쌤에게 지금 6개월에서 1년 정도의 시간은 장기 플랜을 짜기 위해 환자 몸에 맞는 정확한 임계점을 찾는데 노력하는 시간일 것이고 의사쌤에게는 아주 짧게 느껴질 수도 있습니다. 그리고 그 사이에 환우가 아무리 몸이 힘들다고 불평해도 의사쌤 귀에는 들리지도 않을 것입니다.

초기 파킨슨 환우들에게 제가 드리고 싶은 이야기는 조금 여유롭게 생각하고 장기 플랜을 짜라는 이야기입니다. 다행히도 주변에 많은 분들이 10~15년차를 슬기롭게 잘 버티고 계십니다. 7~10년차때 어려움을 많이 느끼는데 이미 많은 분들이 힘들긴 해도 그 시간을 버티고 지나왔기 때문에 지금 초파이신 분들은 선배들보다 손쉽게 10년은 버티실 수 있다고 생각합니다. 또한, 다리 끌림이나 강직, 서동, 떨림 등 증상을 뚜렷이 개선하고 현재의 삶의 질을 유지하기 위해 바로 레보도파를 복용할 수도 있는데 이 경우 잘 못된 방법이 아니라 그냥 선택이라고 생각합니다.

나중에 나타날 레보도파 부작용이 두렵긴 하지만 미래의 1년 보다 현재의 1년 가치가 더 크고 소중할 경우 충분히 선택 가능합니다. 그리고 처음부터 레보도파 복용을 해서 10년이 지난 지금 잘 생활하고 계신 분들도 꽤 많이 있습니다.

10년 안에 완치 치료제가 나오기를 간절히 소망하며 초파 환우님들에게 위로와 희망이 되기를 희망합니다.

파킨슨병과 파킨슨증후군

비위듀
2018/08/30

파킨슨 증후군(Parkinsonism)은 다음 4가지 종류로 구분됩니다.

1. Primary parkinsonism (원발성 파킨슨증후군)

첫 번째는 원인이 밝혀지지 않은 '특발성 파킨슨병', 소위 "파킨슨병"

2. Secondary parkinsonism (이차성 파킨슨증후군)

두 번째는 뇌졸중, 감염 후 뇌병증, 약물, 연탄가스 중독 등과 같은 물질에 의한 '이차성 파킨슨', 상기 원인이 제거되면 2차적 파킨슨병 증상 없어질 수도 있음 *

3. Parkinson-plus Syndrome (비정형성 파킨슨증후군)

세 번째는 Parkinson-plus Syndrome (비정형성 파킨슨증후군) '파킨슨증후군'입니다 소위 "파킨슨증후군".

4. 유전성 변성 질환

네 번째는 유전성 변성 질환입니다.

특발성 idiopathic (= Primary 원발성)

특별할 특자에 나타나다는 뜻의 필 발자를 합한 말로 어떤 질병이 다른 근원이나 원인 없이 스스로 발생하거나 병의 원인을 알 수가 없는 경우를 말합니다. 예를 들어 별다른 원인 없이 발생한 관절염을 특발성 관절염, 별다른 원인 없이 발생한 간질을 특발성 간질이라고 부릅니다.

비전형성 파킨슨증후군

비위듀

2016/06/29

파킨슨병 (Parkinson's disease)

파킨슨병(Parkinson's disease)은 진행성 신경계 질병으로 운동 장애를 일으키며, 보통 한 쪽 손에서 아주 미세하게 느낄 수 있는 진전(떨림)으로 시작하여 점진적으로 진행되는 경우가 많다. 대표적인 증상인 진전(떨림) 외에 근 강직이나 서동이 일반적으로 나타나는 증상입니다.

파병 초기에 표정의 변화가 없다던가, 걸을 때 팔이 앞뒤로 흔들리지 않는 증상들이 나타나기도 합니다. 목소리가 소프트해지거나 불명확해질 수 있습니다. 증상은 시간이 지남에 따라 점진적으로 악화됩니다.

진전/떨림(Tremor)

떨림은 주로 손이나 손가락에서 나타나며, 주로 휴식기에 나타납니다.

서동(Slowed movement)

움직임이 둔해지고 일상동작이 어려워지며, 보폭이 감소하고 의자에서 일어나기 어려운 증상이 나타난다. 또한 첫발을 띠기 어려운 동결증상이 나타납니다.

근 강직(Rigid muscles)

근 강직은 신체의 모든 부분에서 나타날 수 있으며 움직임이 제한되고 심한 통증을 유발시킵니다.

구부정한 자세와 불균형(Impaired posture and balance)

자세가 구부정해지고 불균형 증상이 나타납니다.

자율 신경 운동의 상실(Loss of automatic movements)

웃을 수 없거나 걸을 때 팔을 흔들지 않는다던가 이야기할 때 제스춰를 취하지 않는 등 자율 신경 운동의 상실이 나타납니다.

말하기 장애(Speech changes)

목소리가 소프트해지거나 빨라지거나 불명확해지고 말할 때 주저하는 증상이 나타난다. 목소리 억양이 사라지고 모노톤으로 바뀌는 경향이 있습니다.

쓰기 장애(Writing changes)

글씨가 매우 작아지고 쓰는데 어려운 증상이 나타납니다.

비전형성 파킨슨증후군 (Parkinson plus syndrome, PPS)

비전형성 파킨슨증후군은 파킨슨병과 유사한 증상을 보이지만 근본적으로 다른 원인으로 인하여 발생하는 퇴행성 뇌질환을 통틀어 일컫는 용어 입니다.

- 다계통 위축증(Multiple system atrophy, MSA)
- 진행성 핵상마비 (Progressive supranuclear palsy, PSP)
- 루이 소체 치매(Lewy body dementia, LBD)
- 피질 기저핵 변성 (corticobasal degeneration, CBD)

다계통 위축증(Multiple system atrophy, MSA)은 소뇌위축증으로도 불리며, 자율신경, 즉 혈압이나 심박동, 배뇨, 소화등 자율신경 시스템을 손상시키는 아주 드물게 나타나는 신경관련 질병으로 서동, 강직, 구부정한 자세 불균형등 증상이 파키슨병과 아주 유사하다. 주로 50대 60대에 발생하는 퇴행성 질병으로 점진적으로 진행합니다.

다계통이란 용어 자체가 신체 여러 기관에서 발병하기 때문에 지어진 이름이며, 전에 Shy-Drager 신드롬으로도 불렸던 다계통 위축증(MSA)은 두가지 종류로 구분합니다.

파킨슨타입 MSA-P와 소뇌타입 MSA-C입니다.

파킨슨타입 MSA-P 증상

- ▶ 근육 강직
- ▶ 서동
- ▶ 진전 (파킨슨병에 비해 거의 드물게 나타남)
- ▶ 구부정한 자세 및 불균형

소뇌타입 MSA-C 증상

- ▶ 불안정한 걸음걸이, 균형감각 상실

▶ 불분명하고, 느리고, 작은 목소리

▶ 시야가 흔들리거나 이중으로 보임

▶ 삼키거나 씹을 수 없는 증상

"다계통위축은 뇌의 다양한 계통에 위축이 발생한다는 의미의 용어로 신경세포에 이상물질이 침착하여 신경세포를 파괴시키고 이로 인하여 심각한 뇌기능장애를 초래하는 질환입니다. 다계통위축의 증상은 파킨슨병과 유사한 경우가 많아 초기에는 구분이 어려운 경우가 있습니다. 대표적으로 파킨슨 증상 (운동완서, 보행장애), 소뇌위축으로 인한 운동실조 (보행시 비틀거림, 어지러움증, 구음장애 등), 그리고 자율신경계 기능 이상 (소변장애, 기립성저혈압으로 인한 어지러움증) 을 나타내고 렘수면행동장애 (수면시 몸을 움직이고 꿈에서 하는 행동을 하는 증상)이 동반되는 경우가 대부분입니다. 다계통위축은 파킨슨병과 달리 항파킨슨약물에 반응이 없거나 초기에만 부분적으로 효과가 있는 경우가 대부분입니다. 다계통위축은 병의 진행속도가 빨라 진단 몇 년 뒤에는 독립보행이 어려울 수 있습니다. 병의 초기에는 뇌자기공명영상이 정상인 경우도 있지만 진행한 경우 뇌자기공명영상에서 소뇌의 위축이나 기저핵의 위축을 보이는 경우가 많이 있습니다. 초기 질환에서 뇌자기공명영상이 정상이더라도 뇌 포도당 양전자 단층 촬영에서는 소뇌 또는 기저핵의 대사기능이 저하된 소견을 보일 수 있으며 이러한 영상 소견들은 임상증상과 신경학적 이상소견과 함께 다계통위축을 진단하는 데에 도움을 줄 수 있습니다."

("이차성 파킨슨증후군과 비전형성 파킨슨증후군", 대한 파킨슨병 및 이상운동질환 학회)

진행성 핵상마비(Progressive supranuclear palsy, PSP)는 걷기, 균형잡기, 눈 운동에 심각한 장애를 일으키는 흔치않은 뇌 질환입니다. 이 질환은 신체운동이나 생각에 관련된 뇌의 특정부분에 있는 세포들의 손상 때문에 발생합니다. 진행성 핵상마비는 시간의 경과에 따라 악화되며 폐렴이나 연하장애등 합병증을 유발하기도 합니다. 아직까지 치료제가 없기 때문에 증상을 완화시키는데 초점을 맞춰 치료합니다.

O 걷는 동안 균형 상실(A loss of balance while walking)
　병의 매우 이른 초기에 뒤로 넘어지려는 증상이 나타납니다.

O 눈동자의 운동 장애 (An inability to aim your eyes properly)
　아래쪽으로 눈동자를 움직이지 못하거나 시야의 흔들림 또는 겹쳐보이는 증상이 나타납니다.

"진행성 핵상마비는 다계통위축과 함께 대표적인 비전형적파킨슨 증후군입니다. 질환의 초기에 파킨슨증상을 보이는데 파킨슨병과는 달리 초기부터 중심장애가 있어 자주 넘어지는 현상을 보입니다. 그리고 눈을 움직이는 신경의 조절장애로 인하여 특히 자발적으로 아래를 보는 눈동자 운동이 어려워 계단을 내려갈 때 어려움을 호소하는 경우가 많이 있습니다. 진행성핵상마비에서는 중뇌의 위축과 함께 전두엽의 위축으로 인한 기능장애가 동반 되어 초기에 치매현상을 보이는 경우가 많이 있습니다. 진행성핵상마비는 병의 진행속도가 빠르고 초기부터 중심장애가 발생하여 진단 후 얼마 지나지 않아 독립보행이 어려워 질 수 있습니다. 진행성핵상마비가 의심되는 경우 뇌자기공명영상에서 중뇌의 위축과 전두엽의 위축이 동반되거나 뇌포도당 양전자 단층촬영에서 전두엽과 중뇌의 대사 기능이 저하된 소견이 진단에 도움이 될 수 있습니다."

("이차성 파킨슨증후군과 비전형성 파킨슨증후군", 대한 파킨슨병 및 이상운동질환 학회)

루이 소체 치매(Lewy body dementia, LBD)는 알츠하이머 치매 다음으로 많은 진행성 치매로서 정신 능력을 점진적으로 감소시킵니다. 존재하지 않는 사물이나 사람에 대해 환각, 환시를 보거나 더 나아가 대화를 시도하는 등 치매증상이 나타납니다. 또 다른 증상으로는 주의 산만과 집중 사이에서 오락가락하는 증상, 낮시간 동안 심한 졸림, 장시간 허공을 응시하는 증상등이 나타나고, 파킨 슨병과 유사한 근 강직, 서동, 진전(떨림) 증상등이 나타납니다.

O 환각/환시(Visual hallucinations)

존재하지 않는 사물이나 사람에 대해 환각, 환시를 보거나 더 나아가 대화를 시도하는 등 증상이 나타난다. 환청이나 냄새를 경험하기도 합니다.

O 운동장애(Movement disorders)

파킨슨증상과 유사하게 근 강직, 서동, 진전(떨림) 증상 등이 나타납니다.

O 신체 기능의 조절 능력 저하(Poor regulations of body function)

혈압, 맥박, 식은땀, 소화기 등 신경계 부분이 영향을 받아 어지럼증이나 낙상, 내장 질환 등이 나타납니다.

O 인지 장애(Cognitive problems)

알츠하이머병(치매)과 같이 혼란, 인지 기능 및 기억능력 상실등이 나타납니다.

O 수면장애(Sleep difficulties), 정서불안(Fluctuating attention)

REM이라 불리는 수면장애 증상, 주의 산만과 주의 집중 사이에서 오락가락하는 증상, 낮시간동안 심한 졸림, 장시간 허공을 응시하는 증상등이 나타납니다.

피질 기저핵 변성(corticobasal degeneration, CBD)은 진행성 핵상마비와 유사한 질병으로 뇌 영역이 축소되고 신경 세포들이 사멸하는 퇴행성 질병으로 한쪽 또는 양쪽 신체의 운동 능력 장애를 가져온다. 증상으로는 조절 능력 저하, 근강직, 진전(떨림), 인지장애, 발음장애등이 나타납니다.

"피질기저핵변성은 진행성핵상마비와 유사한 질병입니다. 질환의 초기에 한쪽 손으로 동작을 수행하는 기능이 현저히 떨어져 마비가 없음에도 불구하고 '쓸모없는 팔'이 되고 심한 경직 현상이 보입니다. 파킨슨병도 처음에 한쪽 팔다리의 불편감이 있다가 진행하면 반대편에도 증상이 생기게 되면서 양측의 비대칭성을 유지하지만 피질기저핵변성은 양측의 차이가 매우 심한 특징을 보입니다. 인지기능장애가 동반되고 질환의 초기에 중심장애가 발생하여 독립보행이 어려워질 수 있습니다. 뇌자기공명영상에서 비대칭적인 전두엽의 위축 소견과 뇌포도당 양전자 단층촬영에서 피질의 비대칭적인 전두엽과 뇌기저핵의 비대칭적 뇌기저핵의 대사기능 저하 소견이 진단에 도움이 될 수 있습니다."

("이차성 파킨슨증후군과 비전형성 파킨슨증후군", 대한 파킨슨병 및 이상운동질환 학회)

파킨슨병과 파킨슨증후군 비교

파병과 가장 구분이 힘든 증후군이 "진행성 핵상마비"와 "파킨슨 타입 다계통 위축증"이라고 합니다. "루이 소체 치매"와 "피질 기저핵 변성"은 다행히도 MRI에서 특이점을 발견할 수 있다고 합니다.

제 생각에는 증상으로만 보면 "피질 기저핵 변성"이 가장 가까워 보이는데 다행히도 MRI로 구분이 가능한가 봅니다. 그리고 "다계통 위축증"의 경우도 처음에는 MRI상 소견이 없어서 헷갈리기도 하는데 어느정도 진행후에 MRI상 특이점이 나타난다고 합니다. 문제는 "진행성 핵상마비"인데 진단시 거의 파병으로 진단을 내리고 "진행성 핵상마비" 특징인 안구운동장애나 보행중 균형장애가 발견되면 "진행성 핵상마비"로 분류한다고 합니다.

	파킨슨병	파킨슨타입 다계통위축증	소뇌타입 다계통위축증	진행성 핵상마비	루이 소체 치매	피질 기저핵 변성
	PD	MSA-P	MSA-C	PSP	LBD	CBD
MRI	X	X --> O	X --> O	X	O	O
자율신경계검사		O	O			
대칭/비대칭	비대칭	대칭	대칭	대칭	대칭	비대칭/대칭
진행	느림	빠름	빠름	빠름	빠름	빠름
레보도파 반응	Good	No Good	No Good	No Good	No Good	No Good
진전(떨림)	O (자주)	O (드물게)	X (없음)	X (없음)	O	O
경직(근육 강직)	O	O		O	O	O
서동(운동 완만)	O	O		O	O	O
구부정한 자세 및 불균형	O	O		O	O	O
자율운동 상실	O		O	O		
발음장애	O		O	O		O
쓰기장애	O			O		
연하삼킴장애	O		O	O		
반복 넘어짐			O	O		
안구운동 장애			O	O		
보행중 균형장애				O		
특징		3-5년후 단독보행 어려움		초기PD진단	환시	

참고문헌

1. Mayor Clinic website
2. "이차성 파킨슨증후군과 비전형성 파킨슨증후군", 대한 파킨슨병 및 이상운동질환 학회

완치(Cure), 치료(Treatment), 그리고 치유(Healing)

비위듀
2014/05/16

용어정리부터 하겠습니다.

"Disease"생리학적 질병. 객관적으로 규정할 수 있는 것. (a disease is a condition that leads to improper functioning of the body)

"Illness" 질환 또는 사회적 질병. 환자가 주관적으로 느끼고 경험하는 것. (an illness is subjective feeling with no particular condition)

"Treatment"는 "치료"에 해당하며, 의학적인 지식을 가지고 질병의 완치나 질환의 치유를 목적으로 하는 의료 행위나 약을 의미합니다. 치료가 완치치료나 치유를 보장하지 못하기 때문에 치료를 중단하면 다시 증상이 나타나는 상태를 의미합니다.

(To Treat —— give medical care to a person or injury with the hope of full recovery and sometimes with the knowledge of there can never be full recovery)

"Cure"는 "완치 치료"에 해당하며, 어떤 생리학적 질병에 걸렸을 때 완치(Cure)되었다고 하면 더 이상 그 질병으로 고생하지 않아도 되는 완치 상태를 의미합니다. 파병의 완치치료제(Cure)는 아직 없습니다.

"Healing"은 "치유"에 해당하며, 광범위한 범위의 질병이나 질환에서 완전히 벗어나 더 이상 고생하지 않아도 되는 치유 상태를 의미하는데 이 때 치료 행위를 동반할 수도 있지만 보통 자연상태에서 치료행위 없이 회복되는 것을 의미합니다.

(To Heal and To Cure —— both of them are used to restore the patient to full health. But it is necessary to mention that "To Heal" is mainly used when the problem goes away by itself)

피부에 상처가 났을 때 반창고를 바르는 것은 '치료'이고 새살이 돋는 것은 '치유'라고 하네요. '치료'는 외부로부터 오는 반면, '치유'는 내부로부터 온다고 합니다. 즉, '치료'는 사람이 하지만 '치유'는 하나님이 하신다고 합니다.

현대 의학에서 사용하는 '치료'는 수술, 약물 투여 등 직접적인 처치를 통해 병을 낫게 한다는 의미를 뜻하는 반면 자연요법 또는 대체요법에서 사용하고 있는 '치유'는 각종 영양 보충제 (Supplements), 식이요법, 시술등을 통해 병의 근본원인을 제거하여 그 병이 없던 상태로 되돌리는 것을 말한다고 합니다.

"Supplements"는 "식이 영양보충제(Dietary supplements)"또는 "건강기능식품"으로 부르며, 특정 식품성분의 섭취를 보강하기 위하여 사용하는 제품입니다. 비타민, 무기질, 향신료와 기타 식물성분, 아미노산등의 농축, 추출, 혼합물 등으로 대개 정제, 캡슐, 분말, 액체 등 비식품 형태를 취하고 있습니다.

이제 위에 정의된 단어들을 사용하여 파킨슨병을 정리해보면

파킨슨병(Parkinson's Disease)은 생리학적 질병(Disease)이고, 현재 사용 가능한 치료제(Treatment)는 레보도파(시네메트, 퍼킨, 레보다, 마도파, 스타레보 등), 효현제(리큅, 미라펙스, 로티코틴), 마오비정, 아질렉트정, 피케이멜즈정, 항콜린제등이고, 현재 사용 가능한 완치 치료제(Cure)는 없으며, 현재까지 완치된 사례는 한 건도 없습니다. 또한, 파킨슨병은 생리학적 질병(Disease)이기 때문에 치유(Healing)라는 개념을 사용하기도 어렵지만 현재까지 치유된 사례도 한 건도 없습니다.

아직 완치 치료제(Cure)가 없고, 치료제(Treatment) 또한 많은 부작용을 가지고 있는 상태에서 건강기능식품(Supplements)을 가지고 대체의학이나 대체치료를 논한다면 이는 어불성설입니다.

닥터 맨달(Dr Ananya Mandal, MD)의 말에 따르면 파킨슨병은

아주 치명적인 병은 아니지만 환자가 완전히 쇠약해질 때까지 진행하는 퇴행성 뇌질환이어서 평균 15년에 걸쳐 서서히 나빠지며, 환자에 따라 빠르면 10년, 늦으면 20년에 걸쳐 진행된다고 합니다.

치료를 받지 않는 경우 모든 뇌 기능이 손상될 때까지 진행될 것이며 결국에는 조기 사망에 이를 것이라고 경고하고 있습니다. 하지만 대부분 치료 환자의 경우 정상수명, 거의 정상수명에 가깝게 생존할 수 있다고 합니다.

대부분의 환자가 약물 치료에 잘 반응하지만, 약물 치료의 반응기간이나 약효 지속시간은 환자마다 다르고, 약물 치료에 따르는 부작용은 또 다른 어려운 문제라는 것입니다.

(http://www.news-medical.net/health/Parkinsons-Disease-Prognosis.aspx)

제가 간곡히 드리고 싶은 이야기는 파킨슨병 확진을 받았으면 치료시기를 미루지 말라는 것입니다. 예를 들어 평균 15년에 걸쳐 서서히 진행되기 때문에 치료없이 평균 15년은 살 수 있다고 가정합니다. 여기서 가령 15년 동안 치료를 안받고 미룬다는 이야기는 그냥 치료 안 받고 끝까지 가겠다는 이야기가 됩니다. 그렇다면, 10년동안 치료를 안받고 미루는 것과 또는 5년 동안 치료를 안 받고 미루는 것이 어떤 의미를 가질까 곰곰이 생각해 보시기 바라겠습니다.

어떤 분들은 주치료제인 레보도파 부작용을 언급하며, 대체 치료나 대체 요법을 주장하시기도 하는데 환자 본인이 이렇게 주장하시면서 본인 스스로 치료를 안 받으시는 것은 뭐라 드릴 말씀이 없습니다. 하지만 다른 뚜렷한 대안도 없는 상태에서 다른 사람에게 적절한 치료시기를 지연시키도록 만드는 것은 옳지 않다고 생각합니다. 그리고 혹시 대체 치료나 대체 요법을 받으시더라도 약물 치료를 중단하시지 말고 병행으로 치료를 받으시라는 것 입니다.

만약, 다른 사람에게 적절한 치료시기를 지연시키도록 만드는 것이 자신의 사리사욕을 위해 약자일 수밖에 없는 환우들을 대상으로 한 것이라면 더더욱 용서받기 어렵습니다. 환우 스스로도 잘 분별할 수 있는 판단력을 길러야 합니다. 본인의 생명과 관련되는 것이기 때문에 그렇습니다.

치료를 위해 약을 복용하시게 되면 또 다른 심각한 어려움에 봉착하게 됩니다. 바로 약의 부작용입니다. 어떤 약이든 장기 복용하게 되면 심각한 부작용이 따라 옵니다. 파병 약들은 더 심각해 보입니다.

아직 완치 치료제가 없는 상황에서 본인의 정상수명, 거의 정상수명까지 사시면서 평생 복용을 해야 하기 때문에 문제가 그리 쉽지 않습니다.

UPDRS
(The Unified Parkinson's Disease Rating Scale)

비위듀
2015/02/27

　요약해서 말씀드리면 파킨슨병 환자의 상태를 수치화해서 측정한 값입니다. 파트1에서 파트4까지 총 4개의 파트로 구성되어 있는데, 파트1에서 파트3까지 총 44개의 항목에 대해 각각 0~4점 까지 점수를 매겨 총 176점이 최고점입니다. 즉, 종합점수 0점이 정상이고 종합점수 176점이 최악의 상태입니다.

　치료약을 복용하지 않은 경우 평균 1년에 8-10점씩 나빠진다고 추정한다고 합니다. 병 발생 초기에 진행이 빠르고, 치료 받기 전 상태에서도 진행이 빠르다고 합니다. 그리고 그 후에 진행이 다소 늦춰지는 경향이 있다고 합니다. 반면, 치료약을 복용한 경우 평균 1년에 3점 정도씩 나빠진다고 합니다. UPDRS는 파병 환자의 상태를 나타내는 가장 객관적이고 광범위하게 사용되는 필수 도구로서 새 치료제 개발 시 치료제 개발의 성과를 가늠하기 위해 이 지표를 사용한다고 합니다.

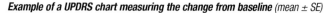

Example of a UPDRS chart measuring the change from baseline (mean ± SE)

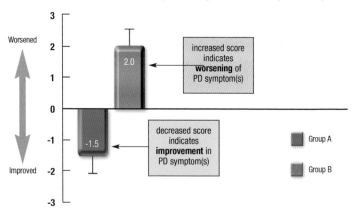

"The UPDRS is a useful way to maintain an ongoing record of patient function and to assess disability."[1]
(Olanow, 2001)

"The most widely used standardized scale to assess parkinsonism is the UPDRS."[3]
(Rascol, 2002)

Motor subscales provide a measure of key motor symptoms

Representative sample of key measurement items from the UPDRS scale[2]

UPDRS Item	Assessment	Scale Measurement Range
Bradykinesia subscale	Score includes • body bradykinesia and hypokinesia • left- and right-hand finger taps, opening and closing of hands, pronation/supination of hands, and heel taps	0 (not affected) to 36 (most severely affected)
Tremor subscale	Score includes • action tremor of right and left hands • resting tremor in the left and right hands and feet • resting tremor of the face, lips, and chin	0 (not affected) to 32 (most severely affected)
Rigidity subscale	Score includes • rigidity in the neck • rigidity in the left and right upper and lower extremities	0 (not affected) to 20 (most severely affected)
PIGD (postural instability and gait disorder)	Score includes • falling, freezing, ability to walk • gait, postural stability	0 (not affected) to 20 (most severely affected)

References
1. Olanow CW, Watts RL, Koller WC. An algorithm (decision tree) for the management of Parkinson's disease (2001): treatment guidelines. *Neurology.* 2001;56(11 suppl 5):S1-S88.
2. Fahn S, Elton RL, UPDRS Development Committee. Unified Parkinson's Disease Rating Scale. In: Fahn S, Marsden CD, Calne DB, Goldstein M, eds. *Recent Developments in Parkinson's Disease.* Florham Park, NJ: Macmillan; 1987:153-163.
3. Rascol O, Goetz C, Koller W, Poewe W, Sampaio C. Treatment interventions for Parkinson's disease: an evidence based assessment. *Lancet.* 2002;359:1589-1598.

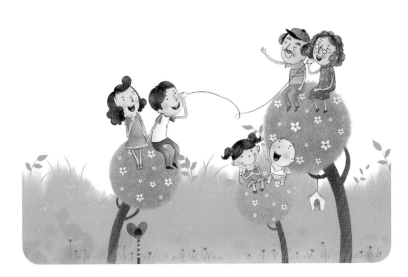

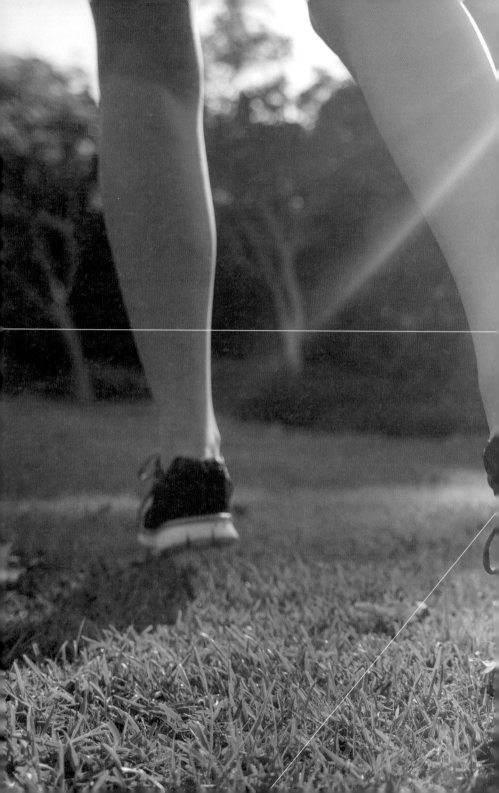

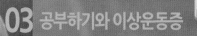

03 공부하기와 이상운동증

파킨슨병 치료약 5가지 종류 공부하기

스타레보(Stalevo) 공부하기

마도파(Madopar) 공부하기

카비도파(Carbidopa) 공부하기

미라펙스(Mirapex) 공부하기

마오비정(셀레길린) 공부하기

아만타딘(Amantadine) 공부하기

약물 그래프 공부하기

레보도파 속방형 서방형 그래프

3가지 위험요소와 최적의 약 복용방법

파킨슨병과 운동합병증(Motor complication) 1편

파킨슨병과 운동합병증(Motor complication) 2편

레보도파 동급 복용량(Levodopa Equivalent Dose)

파킨슨병 치료약
5가지 종류 공부하기

비위두
2014/02/17

　파킨슨병 치료제는 크게 5가지 종류로 분류할 수 있는데, 첫 번째가 주 치료제인 주력군 레보도파(Levodopa)이고, 두 번째가 부 치료제인 예비군 도파민 효현제(Dopamin Agonist)입니다. 도파민 효현제에는 로피니롤(Ropinirole) 성분의 리큅정과 리큅피디서방정, 프라미펙솔(Pramipexole) 성분의 미라펙스정과 미라펙스서방정 등이 있습니다.

　"레보도파"와 "도파민 효현제" 외에 세 번째 부류로서 "효소 억제제"(줄여서 "억제제")라 통칭합니다. 이 억제제에는 앞에서 이야기했던 카비도파(Carbidopa), 벤세라짓(Benserazide), 엔타카폰(Entacapone), 셀레길린(Selegiline), 라사질린(Rasagiline) 등이 여기에 포함됩니다. 제품명으로는 카비도파 (시네메트정, 시네메트 CR서방정, 퍼킨정, 레보다서방정, 스타레보), 벤세라짓 (마도파정,

마도파HBS서방정, 마도파확산정), 엔타카폰 (콤탄, 스타레보), 셀레길린 (마오비정, 유멕스정), 라사질린 (아질렉트정) 등으로 판매되고 있습니다.

네 번째 부류가 항 콜린제제로서 트리헥신정(Trihexyphenidyl HCl)과 벤즈트로핀정(Benztropine mesylate)등의 제품으로 판매되고 있고, 마지막 부류로서 아만타딘(Amantadine) 성분으로서 피케이멜즈정(PK Merz)과 아만타정(Amanta)등의 제품으로 판매되고 있습니다.

이제부터 레보도파의 대사 및 효소억제제가 서로 어떻게 연계되어 작동되는지에 대해 이야기하려고 합니다.

주 치료제인 레보도파는 장에서 흡수되어 뇌혈관장벽을 통과한 후 도파민으로 전이되어 도파민을 공급하게 됩니다. 앞서 이야기 드린 대로 100mg의 레보도파를 복용하게 되면 약 95% 이상이 뇌로 전달되기 전에 도파민으로 대사되고 실제 1%이내 즉, 1mg정도의 레보도파만이 뇌혈관 장벽을 통과하여 선조체 조직에 전달된다고 합니다.

그래서 레보도파가 말초신경에서 분해되는 것을 억제하여 레보도파 부작용을 감소시키는 것과 동시에 분해되지 않은 레보도파가 뇌에 더 많이 전달하기 위해 개발된 주요 약물들이 효소 억제제인 카비도파, 벤세라짓, 엔타카폰, 셀레길린, 라사질린등입니다.

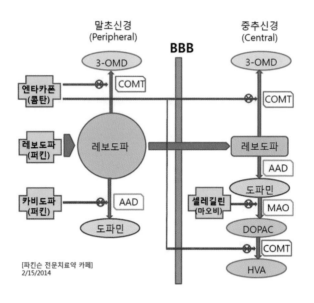

말초신경 (Peripheral) / BBB / 중추신경 (Central)

[파킨슨 전문치료약 카페]
2/15/2014

그림에서 보듯이 어떤 환우가 퍼킨정(레보도파+카비도파), 콤탄정(엔타카폰), 마오비정(셀레길린)을 복용한다고 가정하면, 장에서 흡수된 레보도파는 AAD(amino acid decarboxylase)에 의해 도파민으로 분해되고, COMT(catechol O-methyltransferase)에 의해 3-OMD(3-O-methyldopa)로 분해된다고 합니다.

카비도파가 AAD 억제제이고, 엔타카폰이 COMT 억제제입니다.

즉, 도파민이나 3-OMD로 분해되지 못하도록 활동을 억제하고 저해함으로서 더 많은 레보도파가 뇌로 전달될 수 있도록 합니다. 카비도파와 벤세라짓은 동일한 작용을 하기 때문에 별도로 언급하지 않습니다. 다시 반복하면, 카비도파(벤세라짓)는 말초신경에서

AAD에 의해 레보도파가 도파민으로 대사되는 것을 억제하여 식욕부진, 오심, 구토, 심부정맥 등 레보도파 부작용을 감소시키는 중요한 역할을 함과 동시에 이렇게 억제된 레보도파가 뇌의 중추신경으로 더 많이 전달될 수 있도록 돕는 역할을 합니다.

엔타카폰은 레보도파를 분해하는 주요 분해효소인 이 COMT효소를 억제하여 레보도파가 3-OMD로 분해되지 않고 뇌에 더 많이 전달하도록 하는 역할을 합니다.

이렇게 뇌혈관장벽을 통과하여 뇌의 중추신경에 전달된 레보도파는 말초신경에서와 동일하게 AAD(amino acid decarboxylase)에 의해 도파민으로 분해되고, COMT(catechol O-methyltransferase)에 의해 3-OMD(3-O-methyldopa)로 분해되는데, 카비도파는 뇌혈관장벽을 통과하지 못해 AAD에 의해 자연스럽게 레보도파에서 도파민으로 전이하게 됩니다. 반면, 엔타카폰은 여전히 COMT 효소를 억제하여 레보도파가 3-OMD로 분해되는 것을 억제하여 더 많은 레보도파가 도파민으로 전이되도록 하는 역할을 합니다. 또 이렇게 전이된 도파민은 MAO분해 효소에 의해 DOPAC으로 분해되고, 다시 COMT효소에 의해 HVA로 분해되는데 1세대 MAO-B 억제제인 셀레길린과 2세대 MAO-B 억제제인 라사질린은 도파민을 DOPAC으로 분해하는 MAO-B를 억제하여 도파민의 농도를 높이고 신경보호 작용을 한다고 알려져 있습니다.

스타레보(Stalevo) 공부하기

비위두
2014/01/20

주치료제인 레보도파 제제로서 시판되고 있는 치료제는 시네메트(Sinemet,엠에스디), 마도파(Madopar,로슈), 스타레보(Stalevo, 노바티스)가 있습니다.

시네메트는 "레보도파+카비도파" 성분으로 되어 있습니다. 종류로는 시네메트정 100/25 (레보도파100mg+카비도파25mg), 시네메트정 250/25 (레보도파250mg+카비도파25mg), 시네메트CR 서방정 (레보도파200mg+카비도파50mg)등이 있습니다.

퍼킨정 100/25는 시네메트정 100/25, 퍼킨정 250/25는 시네메트정 250/25와 성분과 기능이 완전히 동일한 카피약입니다.

레보다서방정은 시네메트CR 서방정과 성분과 기능이 완전히 동일한 카피약입니다.

(시네메트정/퍼킨정/레보다서방정은 추후 별도로 자세히 설명)

(마도파정은 추후 별도로 자세히 설명)

스타레보는 "레보도파+카비도파+엔타카폰" 성분으로 되어 있으며, 쉽게 이야기해서 "시네메트+엔타카폰"이라고 생각하시면 되는데, 엔타카폰 성분만으로 만든 제품 이름이 콤탄이기 때문에 "시네메트+콤탄"이라고도 부릅니다.

COMT효소는 뇌에 도달하기 전에 레보도파를 분해하는 주요 분해효소입니다. 이 COMT효소를 억제하여 레보도파가 분해되지 않고 뇌에 더 많이 전달하도록 하는 성분이 엔타카폰입니다. 이 엔타카폰을 콤탄이라는 제품으로 팔다가 레보도파+카비도파+엔타카폰 성분을 아예 혼합하여 나온 제품이 바로 스타레보입니다. 스타레보는 시네메트에 비해 30-50%이상의 레보도파 증량 효과 및 긴 레보도파 유지시간으로 인해 현재 가장 강력한 치료제입니다.

중요한 것은 이 콤탄(엔타카폰)의 표준용법입니다. 1일 상용량은 1회 200mg씩 1일 최대 2,000mg입니다. 스타레보 1일 3회 복용시 엔타카폰 600mg, 1일 4회 복용시 엔타카폰 800mg 복용하는 것 입니다.

스타레보 200/50/200mg는 하루 최대 6정, 다른 스타레보 150/37.5/200mg는 하루 최대 8정 복용이 가능하기 때문에, 하루 최대치 복용량은 레보도파 1,200mg, 카비도파 300mg, 엔타카폰 1,600mg으로 생각하시면됩니다.

스타레보 용량은 차례대로 (50/12.5/200mg), (75/18.75/200mg), (100/25/200mg), (125/31.25/200mg), (150/37.5/200), (200/50/200mg)가 있습니다.

예를들어 스타레보 50/12.5/200mg은 "레보도파50mg+카비도파12.5mg+엔타카폰200mg"을 의미합니다.

이제부터 수학 공식입니다. 레보도파는 50, 75, 100, 125, 150, 200mg 으로 25mg씩 증가하고, 카비도파는정확하게 레보도파의 1/4 (25%) 입니다. 엔타카폰은 표준용법대로 모두 정확하게 1정 당 200mg 입니다.

스타레보 100/25/200mg을 반(1/2)으로 쪼개 나눠 드시면 50/12.5/100mg을 복용하시는 것이고 1회 2정을 드시면 200/50/400mg을 복용하시는 것입니다. 문제는 엔타카폰 표준용법인 1회 200mg보다 적거나 많을 경우 아직까지 어떤 문제가 발생하는지 보고된바 없지만 적을 경우 제 기능을 발휘하지 못하는 상황이 생길 것 같고, 많이 드시면 당연히 부작용이 커질 것으로 예상됩니다.

[심각하진 않지만 자주 나타나는 부작용]

stomach pain or upset, loss of appetite, constipation; dry mouth, changes in your sense of taste;

복부 통증 또는 소화불량, 식욕부진, 변비; 입 마름, 미각의 변화;

unusual skin changes. mild rash or itching; dizziness or drowsiness, headache, blurred vision;

특이한 피부 변화, 가벼운 발진 또는 가려움증; 어지러움, 졸림, 두통, 시야흐림;

muscle cramps, back pain; agitation or anxiety, sleep problems (insomnia), strange dreams.

근육 경련, 등 통증; 불안 또는 염려, 불면증, 미몽(기이한 꿈)

[심각한 부작용]

nausea, sweating, feeling like you might pass out (especially when you first start taking this medication);

메스꺼움, 식은땀, 정신을 잃을 것 같은 느낌;

depression, confusion, hallucinations, unusual thoughts or behavior, thoughts about hurting yourself;

우울증, 혼란, 환각, 비일상적 생각이나 행동, 자해 충동;

worsening symptoms such as tremors, or uncontrollable movements of your eyes, lips, tongue, face, arms, or legs;

눈, 입술, 혀, 얼굴, 팔, 또는 다리에서의 불수의 또는 떨림등 증상의 악화;

severe or ongoing diarrhea, extreme thirst, increased urination, weight loss, leg discomfort, muscle weakness or limp feeling, uneven heart rate;

지속적인 심한 설사, 심한 갈증, 빈뇨, 체중 감소, 다리 불편, 근육 약화 또는 무력감, 불규칙한 심장 박동;

feeling very thirsty or hot, being unable to urinate, heavy sweating, or hot and dry skin;

매우 목마르고 뜨거운 느낌, 배뇨가 힘든 상태, 심한 식은 땀, 뜨겁고 건조한 피부;

fast, pounding, or uneven heartbeats; chest pain or heavy feeling, pain spreading to the arm or shoulder;

빠르고, 요동치거나 또는 불규칙한 심장박동; 가슴 통증 또는 압박감, 팔에서 어깨로 전달되는 통증;

tight feeling in your chest, worsening cough, fever, trouble breathing; unexplained muscle pain, or weakness.

가슴을 조이는 느낌이나 기침, 발열, 호흡의 악화; 설명할 수 없는 근육통, 또는 근약화.

2010년에 스타레보의 심혈관 관련한 부작용에 대해 조사를 시작했다는 기사가 나온 적이 있습니다. 표준용법대로 복용해도 심혈관 관련한 부작용이 발생할 수 있다면, 표준용량의 2배인 400mg을 한번에 복용한다면 어떤 심각한 부작용이 발생할 수도 있습니다.

결론은, 스타레보의 경우 상황에 따라 1/2로 나눠드시는 것은 가능해 보이지만 (표준 용법은 아님) 효과 측면에서 약할 것 같고, 한번에 2정의 스타레보를 드시는 것은 한번에 엔타카폰 400mg을 복용하는 것이어서 절대 안된다는 것입니다.

한가지 조심스러운 것은 이렇게 스타레보의 심혈관 관련한 부작용에 대해 언급하면 스타레보가 나쁜 약이라고 오해하실 분들이 계실 것 같아 말씀드리는데 실제로는 아직까지 현존하는 약 중에서 최고로 좋은 약입니다.

마도파(Madopar) 공부하기

비위듀
2014/01/26

주치료제인 레보도파 제제로서 시판되고 있는 치료제는 시네메트(Sinemet,엠에스디), 마도파(Madopar,로슈), 스타레보(Stalevo, 노바티스)가 있습니다.

시네메트는 "레보도파+카비도파" 성분으로 되어 있습니다. 종류로는 시네메트정 125mg(레보도파100mg+카비도파 25mg), 시네메트정 275mg(레보도파 250mg+카비도파 25mg), 시네메트CR 서방정(레보도파 200mg+카비도파50mg)등이 있습니다.

퍼킨정 125mg은 시네메트정 125mg, 퍼킨정 275mg은 시네메트정 275mg와 성분과 기능이 완전히 동일한 카피약입니다.

레보다서방정은 시네메트CR 서방정과 성분과 기능이 완전히 동일한 카피약입니다.

스타레보는 "레보도파+카비도파+엔타카폰" 성분으로 되어 있으며, 쉽게 이야기해서 "시네메트+엔타카폰"이라고 생각하시면 되는데, 엔타카폰 성분만으로 만든 제품 이름이 콤탄이기 때문에 "시네메트+콤탄"이라고도 부릅니다.

마도파(Madopar)는 "레보도파+벤세라짓" 성분으로 되어 있으며 "카비도파" 대신 "벤세라짓"을 함유했다는 것 빼고는 시네메트와 동일합니다. 벤세라짓의 역할 또한 동일하며 비율도 4:1로 동일하게 포함되어 있습니다.

결론부터 말씀드리면 1) 파킨슨병 증상 개선에는 거의 차이가 없었고, 2) 불수의를 야기시키는 지표는 마도파가 훨씬 적게 나와서 마도파가 시네메트에 비해 우수하다는 주장입니다. 하지만, 실제 두 가지 다 복용해본 환자들을 대상으로 한 선호도 조사에서는 약 4 대 6정도로 시네메트 선호도가 높았습니다.

가장 흥미로운 사실은 시네메트, 스타레보와 더불어 유럽 및 세계 많은 나라에서 승인되어 널리 사용되고 있는 마도파가 정작 미국에서는 FDA승인을 받지 못해서 판매되지 않는다는 믿지 못할 사실입니다.

제가 파악한 내용은 벤세라짓(benserazide)이 FDA승인을 받지 못했다는 것인데 혹시 벤세라짓이 왜 FDA승인을 못 받았는지 더 자세한 이유를 알고 계시는 분은 제게 쪽지주시면 고맙겠습니다. 하지만, 미국을 제외한 다른 나라에서 승인되어 널리 사용되는 것으로 보아 그리 걱정할 문제는 아닐 수도 있다는 생각입니다.

마도파는 4가지 종류가 있습니다.
마도파정125 (100mg/25mg), 마도파정 250 (200mg/50mg), 마도파HBS캅슐 (100mg/25mg), 마도파확산정 (100mg/25mg) 입니다.

마도파정125와 마도파정250 은 표준형으로 복용후 최고 농도치까지 약 1시간정도(약 도는데까지 30 분-1시간정도) 걸린다고 합니다. 반감기는 1.5시간이라고 하며, 평균 유지 용량으로 하루 4-6회를 제시하고 있습니다. 약 지속시간은 대략 3-4시간정도 되는 것 같습니다.

마도파HBS캅슐 (100mg/25mg)은 서방형으로 복용후 최고 농도치까지 약 2-3 시간정도(약 도는데까지 1시간-1시간 30분정도) 걸린다고 합니다. 생체이용율이 마도파정125 에 비해 50~70%정도 밖에 되지 않기 때문에 마도파HBS캅슐 복용시 30~50% 증량이 필요하다고 합니다. 약 지속시간은 대략 5-6시간

정도 되는 것 같습니다.

마도파확산정 (100mg/25mg)은 속방형으로 물에 녹여먹는 제형으로 복용후 최고 농도치까지 약 30분정도 (약 도는데까지 15-30분정도) 걸린다고 하니까 급한 경우에 비상용으로 복용 가능합니다. 반감기는 1.5시간이라고 하며, 평균 유지 용량으로 하루 4-6회를 제시하고 있습니다. 약 지속시간은 대략 2-3시간정도 되는 것 같습니다. 빠른 흡수로 인해 순간 농도가 급격히 높아질 수 있기 때문에 각별한 주의가 필요합니다.

카비도파(Carbidopa) 공부하기

| 비위듀
2014/02/15

    시네메트정, 퍼킨정, 레보다서방정, 스타레보정의 주치료제 성분인 레보도파와 일정 비율로 함유되어 있어 많은 분들이 치료제라고도 생각하지 않는 치료제가 카비도파(Carbidopa) 입니다. 가장 중요한 성분이면서도 치료제로 제대로 대접도 못 받는 카비도파가 도대체 어떤 성분이길래 주치료제 성분인 레보도파와 같이 일정 비율로 혼합되어 있을까 하는 것입니다.

    카비도파 없이 레보도파만 단독 복용하면 약 80%이상에서 식욕부진, 오심, 구토가 발생한다고 합니다. 또한, 레보도파만 단독 복용하면 말초에서 카테콜라민의 생성이 증가되어 빈맥, 심실성 기외수축등 다양한 심부정맥이 나타날 수 있다고 합니다.

    카비도파와 레보도파를 같이 복용하면, 위장관에 대한 부작용에 대한 빈도가 20%이하로 낮아져서 더 많은 양의 레보도파 처방이 가능하고, 또한 다양한 심부정맥의 위험을 감소시킨다고 합니다.

카비도파는 말초신경에서 레보도파가 도파민으로 대사되는 것을 억제하여 이러한 레보도파 부작용을 감소시키는 중요한 역할을 함과 동시에 이렇게 억제된 레보도파가 뇌의 중추 신경으로 더 많이 전달될 수 있도록 돕는 역할을 합니다.

그러면, 100mg의 레보도파를 복용하게되면 얼마의 양이 뇌로 전달이 될까요? 자료를 찾아보니 약 95% 이상이 뇌로 전달되기 전에 도파민으로 대사되고 실제 1%이내의 레보도파만이 뇌혈관 장벽(BBB)을 통과하여 선조체 조직에 전달된다고 합니다. 답은 1mg이라는 것입니다.

만약, 카비도파가 없었다면 매번 레보도파를 복용할 때마다 최소한 80%이상은 오심, 구토로 고생했을 것이고, 현재보다 2배이상의 레보도파를 복용했을지도 모르며 그로 인해 불수의나 이상운동 같은 레보도파 부작용이 훨씬 심해졌을 것이란 생각입니다. 카비도파의 고마움이 새롭게 느껴집니다.

카비도파는 하루 70mg에서 200mg 사이에서 최적의 효과를 가진다고 하는데, 정확히 이야기하면 100mg 근방에서 포화되어 버리기 때문에 하루 70mg ~100mg이 최적의 복용량이고 200mg까

지는 안전성에 문제가 없고, 200mg이상은 복용이 불필요하다고
합니다.

그래서 하루 3회 복용을 기준으로 하면 1회 복용시 약 25mg으로
설정된 것이고, 레보도파 1회 기준 복용량 100mg과 혼합하여 그
유명한 시네메트100/25 (퍼킨100/25동일)가 만들어집니다.

자 이제 또 다른 고민이 생깁니다.

레보도파 복용량이 늘어 하루 레보도파 800mg 복용할경우 카
비도파양을 계산하면 하루 최대치인 200mg입니다. 더 복용량이
늘어날 경우 카비도파 복용량도 같이 증가되기 때문에 레보도파
250mg을 기준으로 다시 25mg으로 재설정하여 시네메트250/25
고용량 시네메트 (퍼킨250/25동일)가 탄생합니다.

제가 예전에 이야기했던 시네메트250/25의 4등분 사건입니다.
대학병원에서 시네메트 100/25가 없다고 시네메트250/25를 4등
분해서 처방을 받았습니다. 집에 돌아와보니 4등분이 아니라 어떤
것은 귀퉁이 조각처럼, 어떤 것은 1/2정 정도 크기로 잘라놓은 것
이 정말 제각각입니다. 일정하게 자르지 않았던 것도 문제지만 정
확히 잘랐다 하더라도 레보도파 하루 187.5mg 그리고 카비도파
하루 18.75mg으로 최소량인 70mg에도 못미치는 양입니다. 이제
는 그정도쯤이야 대수롭지 않게 넘기지만 초파 시절때의 약이란

것은 지금 생각하는 것과는 확연히 다르더군요. 지금도 여전히 많은 의사샘들이 초파들에게 시네메트 250/25 (퍼킨250/25동일) 4등분 처방을 계속 하고 있습니다.

제 생각에는 시네메트100/25 (퍼킨100/25)를 1/2등분해서 3회 복용하면 레보도파 양으로 150mg정도 되고 카비도파 양으로 37.5mg이 되기 때문에 훨씬 바람직한 결과가 나올 수도 있다는 것입니다.

미라펙스(Mirapex) 공부하기

비위듀
2014/03/14

    1974년 진행된 파킨슨병의 치료에 브로모크립틴(bromocriptine)이 증상 조절 효과를 보였다고 보고하면서 처음으로 도파민 효현제가 알려지게 되었다고 합니다. 1979년에 브로모크립틴을 조기 사용하면 불수의(dyskinesia)가 유발된 파킨슨병 환자들에게 특히 효과적이라고 보고되었다고 하며, 이후 다수의 도파민 효현제가 발견되었다고 합니다.

    1세대 도파민 효현제인 브로모크립틴(bromocriptine, 팔로델정)은 1974년 이후에 치료제로서 사용되어 왔으며 작용기전은 직접 D2 도파민 수용체를 활성화시킨다고 합니다. 또 다른 1세대 도파민 효현제인 퍼골리드(pergolide, 씨랜스정)는 1980년대부터 사용해 왔는데 D2 수용체에 브로모크립틴보다 10배의 효능이 있다고 합니다.

그런데, 두 약 모두 맥각 알카로이드(ergot)라 불리는 화학물질의 합성 파생물입니다. 자연에 존재하는 맥각 알카로이드는 강력한 환각물질로서, LSD라는 마약이 바로 합성 맥각 알카로이드라고 합니다. 맥각은 자궁수축제로 사용되었던 생약이었는데 1943년 호프만 박사라는 사람이 자궁수축작용을 개선하고 또 다른 유용한 약을 만드는 일을 하다가 LSD합성 시험을 하던 도중 환각작용을 경험하게 되고, 의도적으로 이 화합물을 만든것이 LSD라는 강력한 마약이라고 합니다.

연구를 통해 맥각 알카로이드(ergot) 도파민 효현제가 섬유증과 심장판막질환등 심각한 부작용을 가지고 있는 것으로 나타났습니다. 퍼골리드(pergolide, 씨랜스정)는 2007년도에 제품회수를 결정하였으며, 브로모크립틴(bromocriptine, 팔로델정)은 현재 거의 처방을 하지 않고 있습니다.

맥각 알카로이드(ergot)가 아닌 도파민 효현제 개발을 위한 꾸준한 노력을 통해 2세대 도파민 효현제인 로피니롤(ropinirole,리큅)과 프라미펙솔(pramipexole, 미라펙스)이 나오게 됩니다. 로피니롤과 프라미펙솔은 도파민 D2 유사 수용체 작용제이고 비맥각 유도체(non-ergot derivative)로, 초기 파킨슨병의 단독요법 치료제 또는 후기 파킨슨병의 레보도파 보조요법 치료제로 쓰입니다.

1. 미라펙스

프라미펙솔은 비맥각계 도파민 효현제(non-ergot dopamine agonist)로서 1997년에 파킨슨치료제로 처음 승인되었다고 합니다. 유럽에서는 Mirapexin, Sifrol 제품명으로, 미국에서는 Mirapex, 국내에서는 미라펙스 제품명으로 판매되고 있습니다.

미라펙스정은 속방형으로 0.125mg, 0.25mg, 0.5mg, 1.0mg이 있으며, 미라펙스ER서방정은 서방형으로 0.375mg, 0.75mg, 1.5mg이 있습니다.

대부분 환자의 경우 하루 0.75mg에서 4.5mg 사이에서 치료효과가 나타나며, 미라펙스 속방형은 8시간 지속형(실제 5~6시간정도)으로 하루 3회로 나누어 복용하는 것을 권장하고 있습니다. 미라펙스ER 서방형은 24시간 지속형(실제 18~20시간정도)으로 하루 1회 복용을 권장하고 있습니다. ("하루 1.5mg에서 4.5mg 사이에서 치료효과"를 "하루 0.75mg에서 4.5mg 사이에서 치료효과"로 수정하였습니다.)

미라펙스의 생체이용율은 90% 이상으로 8~12시간의 반감기를 가지며, 음식의 종류에 관계없이 복용이 가능합니다. 미라펙스 임상실험 결과를 보면 최소 4년이상 미라펙스로만 파킨슨병의 증상을 치료할 수 있다고 하며, 미라펙스 복용 환자의 경우 레보도파 복용 환자에 비해 약 50%이상 불수의등 이상운동 부작용이 적다고 합니다.

o 초기 환자의 미라펙스정, 미라펙스ER서방정 비교

(UPDRS II+III score from baseline to week 18)

−5.1 points 플라시보, −8.1 points 미라펙스ER서방정, −8.4 points 미라펙스정 속방형

o 후기 환자의 미라펙스정, 미라펙스ER서방정 비교

(UPDRS II+III score from baseline to week 18)

−6.1 points 플라시보, −11.0 points 미라펙스ER서방정, −12.8 points 미라펙스정 속방형

o 후기 환자의 부작용 발생 비율

55.6% 플라시보, 54.9% 미라펙스ER서방정, 64.0% 미라펙스정 속방형

플라시보 효과가 확실히 존재합니다. ^^

초기 환자나 후기 환자의 경우 모두 미라펙스정 속방형이 미라펙스ER서방정에 비해 다소 우수한 것으로 나왔습니다. 부작용 발생 비율에서는 미라펙스ER서방정이 우수하게 나왔는데 심지어 플라시보보다 낮은 수치입니다.

복용방법은 지난번 말씀드린 자료를 참조하시면 되는데 요약해서 다시 말씀드리면

o. 하루 0.75mg에서 4.5mg 사이에서 치료효과

("하루 1.5mg에서"를 "하루 0.75mg에서"로 수정.)

o. 미라펙스정 속방형은 8시간 지속형

(실제 5~6시간정도)으로 하루 3회로 나누어 복용

o. 미라펙스ER서방정 서방형은 24시간 지속형

(실제 18~20시간정도)으로 하루 1회 복용

***제가 보통 댓글을 쓸때 미라펙스정 속방형 6~8시간은 앞의 6 이 "실제 5~6시간"을 의미하고, 뒤의 8 이 제조사가 주장하는 "8시간" 입니다. 마찬가지로 미라펙스ER서방정 20~24시간은 앞의 20 이 "실제 18~20시간"을 의미하고 뒤의 24 가 제조사가 주장하는 24시간입니다.

o. 미라펙스정 하루 0.25mg X 3회 복용

= 미라펙스서방정 하루 0.75mg X 1회 복용

o. 미라펙스정 하루 0.5mg X 3회 복용

= 미라펙스서방정 하루 1.5mg X 1회 복용

o. 미라펙스정 속방형 1.5mg은

6-8시간에 걸쳐 방출되며, 미라펙스정 속방형 0.5mg의 3배 효과

o. 미라펙스ER서방정 1.5mg은

20-24시간에 걸쳐 방출되며, 미라펙스정 속방형 0.5mg과 동일한 효과

마오비(셀레길린) 공부하기

> ┃ 비위듀
> ┃ 2014/01/21

   국내에서 마오비정 또는 유멕스라 불리는 약의 성분은 셀레길린(selegiline)입니다.

1. 셀레길린(selegiline)이란?

   셀레길린은 도파민을 분해하는 마오비(Monoamine Oxidase-B, MAO-B)라는 효소를 억제하여 도파민 농도를 높게 유지하여 항파킨슨 효과를 나타냅니다.

   MAO(Monoamine oxidase)는 MAO-A와 MAO-B가 있는데, MAO-A는 세로토닌, 말초의 도파민, 말초의 티아라민을 대사시키고, MAO-B는 중추의 도파민, 말초의 티아라민을 대사시킨다고 합니다.

셀레길린은 선택성 MAO-B 억제제(inhibitor)로서 기저핵에서 도파민의 대사를 억제시켜 도파민의 농도를 증가시켜 파킨슨병에 효과를 나타낸다고 합니다. 도파민이 대사되어 생기는 대사체는 독성물질로 기저핵의 도파민 신경을 손상시켜 파킨슨병을 일으키거나 파킨슨병을 악화시키는데, 셀레길린은 이런 도파민 대사체 생성을 억제하므로 파킨슨병의 진행을 느리게 만들 수 있는 장점이 있다고 합니다.

2. 셀레길린(selegiline) 연구결과 기사 내용

"셀레길린(selegiline)이 파킨슨병 진행을 지연시킨다는 7년간 장기 연구결과가 'Neurology' 2006년 4월호에 발표되었다. 스웨덴 카롤린스카 대학병원의 팔하젠 박사 및 연구진은 초기 파킨슨병에 셀레길린 단독 및 병용치료의 장기간 효과를 조사하였다.

셀레길린이 위약보다 병의 진행을 현저히 지연시켰고, 레보도파와 셀레길린을 5년간 병용치료한 후 파킨슨병 등급지수가 거의 10점이나 차이가 나고, 위약과 레보도파 치료 환자들은 35% 더 높았다.

또한, 셀레길린이 wearing-off 현상(다음 약 복용시간이 가까워오면 약의 효과가 감소하여 파킨슨씨 병의 증상이 나타나는 현상)

을 지연시키는 경향을 나타내었다. 연구진은 셀레길린이 파킨슨병의 증상 및 증후 진행을 지연시킨다는 초기연구결과를 뒷받침한다고 결론 내렸다."

3. 복용시 주의사항

몇몇 환자들에게서 이 약 투여후 후시냅스 수용체(post-synaptic receptor)의 민감도 증가로 인한 도파민 반응의 증가로 인해 레보도파와 관련된 이상반응의 악화가 나타날 수 도 있다.

이 효과는 대략 10~30% 레보도파/카비도파의 투여량을 감소하여 줄일수 있다.

이 약을 처방 할 때는 MAO 시스템의 효소들이 매우 복잡하고 아직까지 완전하게 이해되지 않았으며, 임상적 경험도 적다는 것을 고려하여 환자를 정확히 관찰하는 것이 바람직하다.

4. 복용 경험

제 경우 초기부터 아침 5mg, 점심 5mg을 처방받아서 지금까지 장기복용하고 있습니다. 현재는 아침 5mg만 복용합니다.

하루 10mg 이내로는 비교적 안전하고 좋은 약으로 알려져 있는데, 워낙 병용금기 약들이 많아 의사샘 처방없이 복용하는 것은 위험합니다. 병용금기 약들이란 같이 복용할 경우 상호작용으로 인해 기능이 배가되거나 감소되어 어떤 사태가 벌어질지 모르기 때문에 서로 같이 복용하는 것을 금지하는 약들입니다.

이 약을 중단해보려고 2~3번 시도하다가 포기하고, 하루 5mg만 줄여 복용하는 선에서 마무리했습니다.^^ 워낙 장기복용해서 그런지 저에게는 의존도가 무지 강합니다.

5. 라사질린 - 2세대 마오비 억제제

제품명 아질렉트(Azilect)로 알려진 약의 성분이 라사질린(Rasagiline)입니다.

라사질린(Rasagiline)은 카피약 전문 제조회사인 테바사에서 개발된 약으로 2세대 마오비 억제제로 불리고 있습니다.

다행히 올해 하반기부터 국내 병원에서 처방이 가능하다고 합니다. 하루 1mg 1회 복용입니다. 마오비정이나 유멕스를 복용하시던 환우들께서는 2세대 마오비 억제제인 아질렉트로 바꾸시는 것이 유리해 보입니다.

아만타딘(Amantadine) 공부하기

비위듀
2014/01/19

아만타딘(Amantadine)은 처음에 바이러스의 핵산이 숙주세포로 방출되는 것을 막아 항바이러스 효과를 나타내는 항바이러스제로서 제안되었으며, 1969년에 처음으로 아만타딘이 시냅스전 도파민의 방출을 증가시키고, 시냅스전 뉴론으로의 도파민의 재흡수를 차단하고, 항콜린효과를 나타내는 등 항파킨슨 제제로서 효과가 있다고 보고되었습니다.

아직 파킨슨병 치료에서의 정확한 작용기전은 알려져 있지 않다. 다만 도파민의 세포내 재흡수를 억제하고 유리를 촉진시킴으로써 중추와 말초신경에서의 도파민의 활성을 증가시키는 것으로 추측하고 있으며, 또한 도파민 수용체의 형태와 수용성에 효과를 갖는 것으로 추측하고 있습니다.

항파킨슨 약물을 투여받는 환자의 경우에 초기용량은 100mg/

day이다. 100mg씩 1일 1회로 투여한지 1-2주 후에 필요하다면 100mg씩 1일 2회로 용량을 증가시킵니다.

200mg/day의 용량에서 환자가 최적의 반응을 보이지 않는다면, 철저한 관리하에서 400mg/day로 용량을 증가시키되 나누어 투여합니다.

즉, 초기용량은 100mg/day, 표준용량은 200mg/day, 최대용량은 400mg/day 생체내 이용률은 86~94%로 높은 편이고, 아만타딘 100mg을 1회 투여한 후 거의 4시간 이내에 최고 혈중농도에 도달합니다. 젊은 사람일 경우 반감기는 10.2~31.4시간정도이고 고령인 경우 반감기는 대략 두배인 22.6~45시간정도입니다.

따라서, 신부전환자 및 65세이상 노인환자는 1/2로 용량감소가 필요합니다. 즉, 65세 고령 환자의 초기용량은 50mg/day, 표준용량은 100mg/day, 최대용량은200mg/day.

아만타딘 단독 투여시에는 레보도파(levodopa)나 트리헥신(trihexyphenidyl)처럼 효과가 뚜렷하게 나타나지 않았으며, 레보도파와 함께 투여시 파킨슨 증상을 완화시키는 항파킨슨 효과가 나타났습니다.

아만타딘 복용시 CNS 효과(시야의 흐려짐)가 일어날 수 있으므로 운전이나 집중을 요하는 일을 할 경우에 주의해야 합니다.

갑자기 투약을 중지해서는 안됩니다. 파킨슨병을 가진 적은 수의 환자가 갑자기 투약을 중지 한 경우에 parkinsonian critis(즉: 임상적으로 갑자기 현저하게 악화됨)을 경험했습니다.

▶ 가장 빈번한 부작용(5-10%): 오심, 현기증, 머리가 몽롱함, 불면증

▶ 덜 빈번한 부작용(1-5%): 우울, 불안, 환각, 혼란, 식욕결핍, 구강건조, 변비, 운동실조, 망상피반, 말초부종, 기립성 저혈압, 두통

▶ 빈번하지 않은 부작용(0.1-1%): 울혈성심부전, 정신병, 뇨저류, 호흡곤란, 피로, 피부발진, 구토, 허약, 언어장애(slurred speech), 시각장애

▶ 드문 부작용(<0.1%): 경련, 백혈구감소증, 습진유사 발진
즉, 부작용 항목에서 (5-10%) (1-5%) (0.1-1%) (<0.1%)를 주의해서 볼 것.

아만타딘 성분은 두가지 종류 즉, 염산 아만타딘(Amantadine HCl)과 황산 아만타딘(Amantadine sulfate)이 있습니다.
황산 아만타딘(Amantadine sulfate)은 염산 아만타딘

(Amantadine HCl)에 비해 치료 범위가 넓고 부작용이 적으며 장기 치료시 내성이 우수합니다. 또한 항콜린작용이나 단순한 도파민 치환 작용이 아닌 독특한 약리작용으로 다른 파킨슨 치료제와 병용 투여가 가능하며, 파킨슨병의 주증상인 강직, 진전, 운동불능 등을 개선시켜 줍니다.

염산 아만타딘(Amantadine HCl)으로는 파킨트렐캅셀(한불제약)이 있으며, 황산 아만타딘(Amantadine sulfate)으로는 피케이멜즈(한화제약), 아만타정(고려제약)이 있습니다.

즉, 황산 아만타딘(Amantadine sulfate)을 복용하는 것이 유리합니다.

약물 그래프 공부하기

| 비위듀
2014/04/28

    오래전부터 생각만 가지고 있고 미루고 미루다 보니 쓸 기회를 자꾸 놓치는 것 같아 일단 초안이라도 먼저 작성하고 나중에 수정할 생각으로 올립니다.

    아래 그림은 실제 마도파정 속방형과 마도파HBS캡슐 서방형의 작동 그래프로 매우 중요한 그래프입니다.

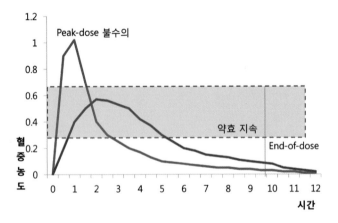

시네메트정, 퍼킨정등 속방형은 마도파정 속방형과 유사하다고 생각하시면 되고, 시네메트씨알정, 레보다서방정은 마도파HBS캡슐 서방형과 유사하다고 생각하시면 됩니다.

해당 제조사에서 정확한 약물 그래프를 제공하지 않기 때문에 그냥 유사하다고 추정합니다.

리큅피디서방정이나 미라펙스서방정 24시간형은 위 그래프와 많이 다를 것으로 생각하지만 어느정도 유추가 가능합니다.

X축이 시간대입니다.

Y축은 혈중농도로 생각하시면 됩니다.

파란색 그래프가 마도파정 속방형이고, 빨간색 그래프가 마도파HBS캡슐 서방형입니다. 가운데 파란색 띠 구간이 약효 지속 구간이라고 보시면 됩니다.

초파의 경우 파란색 띠 구간이 아래쪽으로 훨씬 내려 온다고 생각하시고, 파병이 진행될수록 파란색 띠 구간이 위로 올라간다고 생각하시면 됩니다.

파란색 띠 구간 위로 약물 농도가 올라가면 이상운동, 아래로 내려오면 OFF 로 생각하시면 됩니다.

레보도파 속방형 서방형 그래프

비위듀
2014/05/04

약물 그래프에 대해 설명드리면서 천천히 가려고 합니다.

대부분 다 추정치이고 정확하지 않기에 코끼리 다리 만지듯이 하나하나 유추해 가며 억지 궤변이라도 만들어가는 것이 조금이나마 더 나을 것 같더군요.

보통 약을 복용하게 되면 바로 약효가 나타나는 것도 있지만, 파병약 같은 경우는 대부분 30분~1시간정도 걸려 약효가 나타납니다. 그리고 레보도파를 복용하시는 분들은 잘 아시겠지만 1시간~2시간정도 지나면 몸이 흔들린다던가 하는 이상운동을 느끼십니다. 그 이후 어느정도 시간이 지나면 다시 조금 편해지는 느낌을 받습니다. 모두 약 복용후 나타나는 일반적인 약 작용 또는 반응입니다.

그래프는 마도파 제조업체에서 밝힌 마도파정 100/25mg(파란

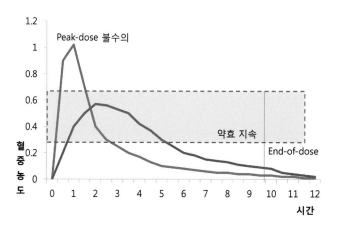

색)과 마도파HBS캡슐 100/25mg(빨간색)의 약 작용 그래프입니다. 그래프를 보시면 가로축(X축)이 단계별 시간이고 세로축(Y축)이 혈중 농도입니다.

속방형인 마도파정 100/25mg(파란색)을 보시면 약 복용후 1시간만에 최고 농도인 1.0에 도달하고, 서방형인 마도파HBS캡슐 100/25mg(빨간색)을 보시면 약 복용후 2시간만에 농도 0.6 근처에 도달합니다.

농도 0.3 ~ 0.6 근방의 파란띠 구간이 실제 약효가 나타나는 유효 구간이고, 농도 0.3 이하 즉 파란띠 구간 아래는 약을 복용해도 실제 효과가 밖으로 나타나지 않는 구간입니다. 파란띠 구간의 아래 선이 소위 '문턱'이라 불리는 임계점입니다. 이 임계점을 넘어야 약효가 제대로 나타납니다.

농도 0.6 이상, 즉 파란띠 구간 위는 약이 과한 상태를 의미하며 이 때 몸이 흔들린다던가 하는 이상운동 증상이 나타납니다. 한가지 고려하셔야 할 것이 신경세포에서 도파민을 만들어 내기도 하지만 과한 상태에서는 도파민을 저장했다가 방출하는 완충 창고 역할도 한다고 합니다. 그래서, 순간적으로 농도가 높아지더라도 신경세포에서 이를 저장했다가 방출하기 때문에 쉽게 이상운동 증상이 나타나지 않는다고 합니다. 문제는 서서히 이 신경세포 개체수가 감소함에 따라 저장 공간이 부족하게 되고 나중에 방출하는 양도 줄게 되어 점점 약효 시간이 짧아지는 이유가 됩니다.

초파환우의 경우 도파민을 저장할 수 있는 신경세포 수가 많기 때문에 완충 작용이 좋아 적은 양의 약을 복용하고도 오래오래 약효를 지속할 수 있지만, 중기 또는 후기로 갈 수록 저장공간이 부족하여 약효가 짧아지는등 어려움을 겪는 이유가 여기에 있습니다.

오른쪽 그래프는 마도파정 100/25mg(작은파란색)과 마도파HBS캡슐 100/25mg(작은빨간색)의 약 작용 그래프를 응용하여, 시네메트250/25mg(큰파란색)과 시네메트씨알200/50mg(큰빨간색)을 유추한 것으로 정확한 데이터가 아닙니다. 속방형인 마도파정 100/25mg(파란색)과 시네메트250/25mg(큰파란색)을 보시면 약 복용후 1시간만에 최고 농도에 도달하고, 서방형인 마도파HBS

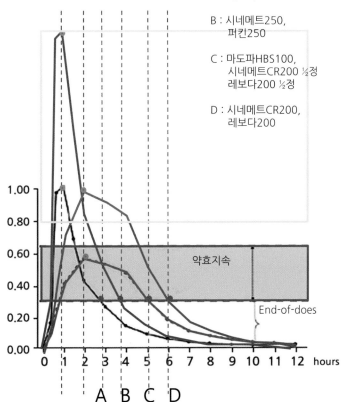

[초기] 100mg/회X3

A : 시네메트100,
퍼킨100,
마도파100

B : 시네메트250,
퍼킨250

C : 마도파HBS100,
시네메트CR200 ½정
레보다200 ½정

D : 시네메트CR200,
레보다200

약효지속

End-of-does

A B C D

캡슐 100/25mg(빨간색)과 시네메트씨알200/50mg(큰빨간색)을 보시면 약 복용후 2시간만에 최고 농도에 도달합니다.

그래프 설명을 위해 편의상 그룹으로 나누고, 그룹내 모든 데이터는 동일하다고 가정합니다. 하지만 실제 동일 그룹내 약이라고 하더라도 특성이 다 다르고 동작 데이터 수치가 다르기 때문에 정확하고 자세한 정보는 각 약의 설명서를 참조하시기 바라겠습니다.

A 그룹 : 시네메트100/25mg, 퍼킨100/25mg, 마도파100/25mg

B 그룹 : 시네메트250/25mg, 퍼킨250/25mg

C 그룹 : 마도파HBS캡슐100/25mg, 시네메트CR 200/50mg 1/2정

D 그룹 : 시네메트CR 200/50mg 1정, 레보다서방정 200/50mg 1정

A 그룹은 약 복용후

      30분 약효 발현, 1시간후 최고 농도 도달, 3시간후 약효 OFF

B 그룹은 약 복용후

      30분 약효 발현, 1시간후 최고 농도 도달, 4시간후 약효 OFF

C 그룹은 약 복용후

      1시간후 약효 발현, 2시간후 최고 농도 도달, 5시간후 약효 OFF

D 그룹은 약 복용후

      1시간후 약효 발현, 2시간후 최고 농도 도달, 6시간후 약효 OFF

앞서 말씀드린 신경세포의 도파민 저장 및 방출 능력, 유추한 그래프의 부정확한 데이터 정보등으로 인해 실제와 많이 다를 수 있기 때문에 너무 맹신하시기 않으시기를 당부 또 당부 드리겠습니

다. ^^*

다음으로 효현제 약물 그래프입니다. 이 것은 진짜 엉터리입니다. 제조사에서 밝힌 것도 아니고 제가 유추해서 만들어 낸 가짜 약물 그래프입니다. 아예 없는 것 보다는 가짜라도 만들어서 설명을 드리는 것이 이해를 돕는데 도움이 될 것 같아서 만들었습니다.

아래쪽 보라색 그래프가 가짜로 만든 효현제 약물 그래프입니다.

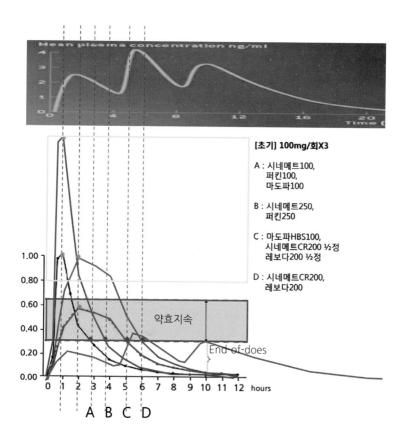

3가지 위험요소와 최적의 약 복용방법

비위듀
2015/05/23

　어느 분께서 퍼킨정100/25 2정씩 2시간 간격으로 복용하신다는 이야기에 놀랐습니다. 저희가 약 복용시 염두해 두어야 할 3가지 위험요소와 최적의 약 복용방법에 대해 말씀드리고자 합니다.

　퍼킨정100/25와 시네메트정100/25는 상표만 다른 동일한 약이어서 여기서는 시네메트정 100/25를 가지고 말씀드리겠습니다. 그리고 편의상 시네메트100으로 표기하겠습니다. 시네메트정 100/25에서 앞의 100이 레보도파 100mg을 의미하고 뒤의 25가 카비도파 25mg을 의미합니다.

　퍼킨정100/25 2정씩 2시간 간격으로 하루 몇번 복용하시는지 언급이 없으셔서 하루 8~10회정도로 가정해 봤습니다. 아래의 1,600mg (400mg)에서 1,600mg이 하루 레보도파양이고 400mg이 하루 카비도파양입니다.

시네메트100 2정 X 8 = 200mg X 8 = 1,600mg (400mg)

시네메트100 2정 X 9 = 200mg X 9 = 1,800mg (450mg)

시네메트100 2정 X 10 = 200mg X 10 = 2,000mg (500mg)

이렇게 복용하고 계시다고 가정할 경우 여기서 3가지 위험요소를 발견할 수 있는데, 1. 복용간격, 2. 하루 최대 레보도파양, 3. 하루 최대 카비도파양 입니다.

첫번째로, 복용간격의 경우 정확하게 나와 있는 규정은 없지만 약효 도달시간 및 반감기 90분을 감안해서 계산해 보면 최소 2시간30분내지 3시간은 유지가 되어야 합니다. 스타레보 설명서에는 정확하게 3시간 간격으로 명시되어 있습니다. 그래서 일반적으로 복용간격은 최소 3시간 간격이라고 생각하시면 될 것 같습니다. 앞의 언급에서 2시간 간격으로 복용하신다고 했으니 이 기준에 부합하지 않는 복용간격입니다.

두번째로, 하루 최대 레보도파양의 경우 문헌에 따라 다른데 1,500mg~2,000mg 정도로 나와있습니다. 스타레보 설명서에는 콤탄(엔타카폰)과 같이 복용시 하루 최대 레보도파양을 1,200mg으로 규정해 놓고 있습니다. 하루 몇번 복용하시는지 언급이 없으셔서 하루 8~10회정도로 가정했을 때 하루 레보도파 1,600mg~ 2,000mg 으로서 거의 최대치이거나 초과 상황입니다.

세번째로, 오늘 논점의 대상인 하루 최대 카비도파 양입니다. 다음은 공부하기시리즈 "카비도파 공부하기"에 언급되어 있는 내용입니다.

"카비도파 없이 레보도파만 단독 복용하면 약 80%이상에서 식욕부진, 오심, 구토가 발생한다고 합니다. 또한, 레보도파만 단독 복용하면 말초에서 카테콜라민의 생성이 증가되어 빈맥, 심실성 기외수축등 다양한 심부정맥이 나타날 수 있다고 합니다.

카비도파와 레보도파를 같이 복용하면, 위장관에 대한 부작용에 대한 빈도가 20%이하로 낮아져서 더 많은 양의 레보도파 처방이 가능하고, 또한 다양한 심부정맥의 위험을 감소시킨다고 합니다. 카비도파는 말초신경에서 레보도파가 도파민으로 대사되는 것을 억제하여 이러한 레보도파 부작용을 감소시키는 중요한 역할을 함과 동시에 이렇게 억제된 레보도파가 뇌의 중추신경으로 더 많이 전달될 수 있도록 돕는 역할을 합니다.

만약, 카비도파가 없었다면 매번 레보도파를 복용할 때마다 최소한 80%이상은 오심, 구토로 고생했을 것이고, 현재보다 2배 이상의 레보도파를 복용했을지도 모르며 그로 인해 불수의나 이상운동

같은 레보도파 부작용이 훨씬 심해졌을 것이란 생각입니다. 카비도파의 고마움이 새롭게 느껴집니다.

카비도파는 하루 70mg~200mg 사이에서 최적의 효과를 가진다고 하는데, 정확히 이야기하면 100mg 근방에서 포화되어 버리기 때문에 하루 70mg~100mg이 최적의 복용량이고 200mg까지는 안전성에 문제가 없고, 200mg이상은 복용이 불필요하다고 합니다."

실제 문제는 여기에 있습니다.

카비도파 하루 200mg 이상은 효과대신 부작용이 더 크게 나타나기 때문에 꼭 필요해서 어쩔수 없이 복용해야되는 경우가 아니라면 하루 200mg를 최대 복용량이라고 생각하시면 될 것 같습니다. 스타레보 설명서에는 하루 최대 레보도파양을 1,200mg으로 규정해 놓고 있기 때문에 카비도파의 하루 최대 복용량은 300mg입니다.

카비도파의 복용량을 늘리지 않고 유지하면서 레보도파 복용량이 더 많이 필요한 고참 환우들을 위해 개발된 것이 고용량 시네메트250/25입니다.

그래서 "시네메트100 2정 X 8 = 200mg X 8 = 1,600mg (400mg)" 대신 "고용량 시네메트250 1정 X 6 = 250mg X 6 = 1,500mg (150mg)"을 복용하시는 것이 좋습니다.

시네메트100 2정 X 8 = 200mg X 8 = 1,600mg (400mg)

고용량 시네메트250 1정 X 6 = 250mg X 6 = 1,500mg (150mg)

이렇게 해서 비교를 해보시면 "시네메트100 2정 X 8 = 200mg X 8 = 1,600mg (400mg)" 보다는 "고용량 시네메트250 1정 X 6 = 250mg X 6 = 1,500mg (150mg)"이 훨씬 바람직해 보입니다.

즉, 위의 3가지 위험요소가 완전히 배제된 가장 적합한 처방이라 말씀 드릴 수 있습니다.

시네메트100 2정 X 8 = 200mg X 8 = 1,600mg (400mg)

스타레보150 1정 X 6 = 150mg X 6 = 900mg (225mg)

스타레보를 복용하시는 경우 고용량 스타레보를 지원하지 않지만 일반 레보도파에 비해 약효가 30%정도 강하고 약지속시간이 30분~1시간정도 길기 때문에 "스타레보150 1정 X 6 = 150mg X 6 = 900mg (225mg)"을 복용하시는 것이 효과는 비슷하면서 위의 3가지 위험요소가 최대한 억제된 최적의 처방이라 말씀드릴 수 있습니다.

파킨슨병과 운동합병증 (Motor complication) 1편

비위듀

2014/05/17

　아마도 허니문 기간(honeymoon period)이란 말을 들어 보셨으리라 생각합니다. 파병 초기에 약효가 비교적 잘 듣는 일정기간을 말합니다. 과거에는 1~2년 또는 2~3년을 이야기했던 것 같은데 최근에는 통상 3~5년을 허니문 기간으로 지칭하는 것 같습니다. 전에 비해 허니문 기간이 점점 늘어나는 것 같아 다행입니다.

　같은 양을 먹거나 복용량을 늘려도 약효 발현시간이 짧아지는 '약효 소진(Wearing OFF)' 증상이 나타나는 시기. 즉, 1회 복용으로 5~6시간 유지되던 약효가 3~4시간 이하로 줄어들기 시작하는 때가 허니문 기간의 끝이라고 합니다.

　약효소진 증상의 원인으로는 크게 4가지, 즉 도파민 신경세포 자체의 퇴행, 도파민 저장 용적(capacity)의 감소, 인위적인 약제 투여에 의한 불규칙한 자극, 시냅스 후 수용체 감소등을 들 수 있습니다.

운동합병증(motor complication) 부작용은 크게 2가지로 구분할
수 있는데, 약물의 혈중 농도가 불규칙해지며 약효가 떨어지면 움
직이기 힘들어 지는 '운동동요(motor fluctuation)' 부작용과 사지
가 꼬이고 의지와 상관없이 몸이 움직이는 '이상운동(dyskinesia)'
부작용으로 구분할 수 있습니다.

주요 운동동요(motor fluctuation) 부작용으로는 Wearing OFF,
Sudden OFF, Delay ON, Freezing이 있습니다.

▶ Wearing OFF

▶ Sudden OFF

▶ Delay ON

▶ Freezing

또 다른 운동합병증 부작용중 하나가 의지와 상관없이 팔, 다
리를 흔드는 이상운동(dyskinesia) 부작용입니다. Peak-dose
dyskinesias, Diphasic dyskinesias, "Off" state dystonias등이 주요
이상운동 부작용입니다.

▶ Peak-dose dyskinesias

▶ Diphasic dyskinesias

▶ "Off" state dystonias

운동합병증 부작용(motor complication) 은 레보도파 복용후 빠르면 1~2년후에 나타날 수도 있는데, 일반적으로 5년정도되면 약 50%에서 나타나고, 10년정도되면 80%에서 '운동동요' 부작용이 나타나고, 95%에서 '이상운동' 부작용이 나타난다고 합니다. (Motor complications appear in approximately 50% of patients on levodopa therapy for more than 5 years.)

이 수치는 레보도파 복용시 조사된 수치입니다.

그러면 효현제만 복용할 경우 또는 효현제와 레보도파를 병용해서 복용할 경우 운동합병증 부작용은 어떻게 될까요?

1 그룹 : 레보도파 평균 750mg/일

2 그룹 : 효현제 리큅 평균 16mg/일 (6개월 9mg -> 1년 12mg)

3 그룹 : 효현제 리큅 평균 12mg(추정) + 레보도파 평균 425mg

1 그룹은 하루 평균 레보도파 750mg/일 복용한 레보도파그룹 환우들이고,

2 그룹은 하루 평균 리큅 16mg/일 복용한 효현제그룹 환우들입니다. (평균 6개월후에 9mg, 12개월후 12mg 도달)

3 그룹은 리큅을 복용하다가 보조제로 레보도파를 추가한 경우로서 리큅의 양은 정확히 나와 있지 않아서 하루 평균 12mg/일 로 추정했습니다. 여기에 하루 평균 레보도파 425mg/일을 추가한 '효현제+레보도파' 그룹입니다.

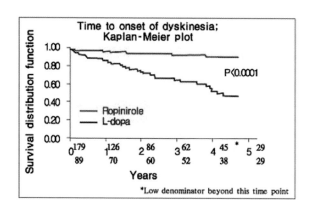

5년후 결과를 보면, 1그룹(레보도파 그룹)의 45%~54%에서 운동합병증 부작용이 발생했고, 2그룹(효현제 그룹)의 20%~25%에서 운동합병증 부작용이 발생했다고 합니다. 3그룹(효현제+레보도파 그룹)의 경우 실제 수치는 1그룹에 가까웠지만 여러가지 오류를 수정하고 조정한 최종 판정은 2그룹에 가까운 수치라고 합니다.

(At 5 years, the cumulative incidence of dyskinesia regardless of levodopa supplementation was 20% in the ropinirole group and 45% in the levodopa group. Similar results have been reported with pramipexole. 25% in the pramipexole group and 54% in the levodopa group)

[* 보충설명 - 리큅(ropinirole) 20%가 미라펙스(pramipexole) 25% 비해 부작용이 덜 심하다는 이야기가 아닙니다. 20/45 vs 25/54 로 계산하시면 거의 동일한 수치입니다.]

여기서 고려해야할 것이 치료 효과입니다.

치료효과는 1그룹(레보도파 그룹)과 3그룹(효현제＋레보도파 그룹)에서 우수하게 나타났고, 2그룹(효현제 그룹)은 다른 그룹에 비해 치료효과가 낮은 것으로 나왔습니다. 이런 이유때문에 레보도파만으로 10년이상 계속 치료 받은 케이스가 20% 정도 인 것에 비해 효현제로 10년이상 계속 치료받은 케이스는 0% 라고 합니다.

이 결과로 본다면 아주 초기에 2그룹(효현제 그룹)처럼 효현제로 치료를 하다가 3그룹(효현제＋레보도파 그룹)처럼 레보도파를 보조제로 추가하는 것이 치료효과를 높이면서 운동 합병증 부작용을 최소화하는 방법인 것처럼 보입니다. 그러면, 언제쯤 레보도파를 보조제로 추가하는 것이 좋을까요? 당연히 사람마다 다르겠지만 정상상태의 80%~90% 정도를 유지하기가 어려울 때 (제 생각에 평균 3년~5년) 입니다. 몸의 반응이 좋아서 꼭 레보도파의 도움이 필요하지 않다면 당연히 효현제로만 쭉 가시는 것이 BEST OF BEST입니다.

또 다른 연구 결과에 따르면 레보도파 하루 350mg/일 이하 복용시에는 운동합병증 부작용이 나타나지 않았으며, 레보도파 380mg/일 이상 복용부터 운동합병증 부작용이 나타났다고 합니다. (약 용량은 몸무게, 나이등 다른 여러가지 것들이 고려되어야 하기 때문에 사실 이 수치는 절대치가 아니고 개인마다 조금씩 다릅니다.) 효현제만 복용해도 5년후 20%~25% 에서 운동합병증 부작용이 발생했다는 앞선 연구결과와 충돌하는 부분입니다. 그냥 레보도파 하루 350mg/일 이하 복용시에 2그룹(효현제 그룹)에 가까운 결과가 나온다고 이해하시면 될 것 같습니다.

그러면 한가지 의문점은 레보도파를 복용하다가 효현제를 추가한 경우 입니다. 여기에 대해서는 어떤 언급도 없지만 종합적으로 유추해보면 레보도파 양에 따라 다르겠지만 3그룹(효현제+레보도파 그룹)과 유사하거나 3그룹과 1그룹(레보도파 그룹) 사이에 위치할 것으로 생각됩니다.

정리해보면, 5년후 운동합병증 부작용 발생률의 경우

2그룹(효현제 그룹) 20%~25% < 3그룹(효현제+레보도파 그

룹) 25%~30% 추정치 << 1그룹(레보도파 그룹) 45%~54% 이고, 치료효과는 2그룹(효현제 그룹) << 3그룹(효현제+레보도파 그룹) ≒ 1그룹(레보도파 그룹) 정도라 생각합니다.

여기까지가 연구결과로 부터 도출할 수 있는 내용입니다.

그런데 여기서 마무리하기에는 뭔가 부족합니다. 부족한 부분에 대해서는 조금 더 정리해서 다음 편에 올리도록 하겠습니다. ^^

파킨슨병과 운동합병증 (Motor complication) 2편

| 비위듀
2014/05/23

1편의 연구결과 내용에 몇가지 궁금한 부분이 생겼습니다. 먼저, 허니문 기간 3-5년에 대한 궁금증입니다.

일반적으로 사용되는 의미는 레보도파 복용후 1년에서 5년 정도 기간을 의미하는 것 같습니다. 앞서 연구결과에 따르면 "5 년후 1 그룹(레보도파 그룹)의 45%~54%에서 운동합병증 부작용이 발생했고, 2그룹(효현제 그룹)의 20%~25%에서 운동합병증 부작용이 발생했다"는 것인데 2그룹(효현제 그룹)의 20%~25%는 레보도파 복용없이도 허니문 기간이 끝난 것 처럼 보입니다. 제가 잘 이해가 되지 않는 부분입니다.

(At honeymoon stage, symptoms are markedly reduced without any evidence of breakthrough symptoms between doses. This "honeymoon phase" usually lasts from one to five years on carbidopa/levodopa (Sinemet). This phase may last longer in about 25% of patients. However, the most patients will develop motor fluctuations as described in the stages below. There is increasing evidence that using dopamine agonists instead of Sinemet for early disease may delay the development of motor fluctuations.)

둘째, 그러면 허니문 기간에는 운동동요(motor fluctuation) 부작용과 이상운동(dyskinesia) 부작용이 전혀 나타나지 않나요? 제 경험은 그렇지 않다는 것입니다. 전체는 아니지만 일부 즉, 약이 과다할 때 몸이 좌우로 흔들리는 이상운동 현상은 허니문 기간에도 나타납니다.

세째, 2그룹(효현제 그룹)과 3그룹(효현제+레보도파 그룹)의 수치가 같거나 비슷하다고 하는데 정말 믿을만한 결과라고 할 수 있는가? 이 결과에 따라 유추해 보면 10년뒤 3그룹(효현제+레보도파 그룹)의 이상운동(dyskinesia) 부작용 비율은 50%~60% 정도인데, 실제 주위를 살펴보면 대부분의 환우들이 운동동요(motor fluctuation) 부작용과 이상운동(dyskinesia) 부작용을 경험한 적이 있다는 것입니다.

네째, 허니문 기간이 끝나면 세상의 종말이 오는가? 그렇지 않다는 것입니다. 병이 점점 더 지랄같아져서 약이 조금만 부족해도

OFF를 느끼고 약이 조금만 과해도 몸이 흔들리는 이상운동 현상이 나타나는 것과 그동안 수많이 겪은 OFF나 이상운동과 다르게 깊은 OFF(Deep OFF)와 진보된 이상운동(Advanced Dyskinesia) 때문에 조금 더 고통스러워진다는 것 입니다. 많은 분들이 두려워하고 겁내하는 상당히 심한 경우의 이상운동 부작용은 아주 일부 환우분들에 국한된 것으로 생각됩니다.

내용을 종합해보면 OFF나 이상운동은 허니문이 끝나고 나타나는 부작용이라기 보다 약 복용 처음부터 나타나는 현상이며, 허니문 기간중에 못느끼는 것은 신경세포의 도파민 저장 능력 때문이라고 생각합니다. 신경세포의 도파민 저장 능력이 감소하거나 사라질 경우 본격적으로 OFF나 이상운동을 느끼기 때문에 이 때까지 기간을 허니문 기간이라 부르며, 신경세포의 도파민 저장 능력이 감소하거나 사라져 자동 조절 기능이 상실되었기 때문에 외부에서 약을 잘 조절해 주어야 한다는 것입니다.

복용량이나 복용시간이 적절하지 않을 경우 약 과다에 따르는 이상운동과 약 부족에 따르는 OFF 사이에서 무지 어려운 경험을 하실 수 있습니다.

앞서 이야기 드린대로 약효소진 증상의 원인으로는 크게 4가지, 즉 도파민 신경세포 자체의 퇴행, 도파민 저장 용적(capacity)의 감소, 인위적인 약제 투여에 의한 불규칙한 자극, 시냅스 후수용체 감소 등이라고 합니다.

가장 먼저 고려해야 할 것이 시간이 지남에 따라 도파민 신경세포 개체수의 자연감소입니다. 파병이 진행되는 병이기 때문에 치료약을 복용하더라도 자연감소를 막을 수는 없습니다. 약을 복용하지 않을 경우 이 부분이 빠르게 진행될 것으로 추측합니다.

그 다음이 약물 투여의 부작용으로 나타나는 불규칙한 자극, 도파민 신경세포의 저장 용적 및 능력 감소, 시냅스 후수용체 감소등으로 인해 도파민이 과할 때 저장했다가 부족할 때 공급해 주는 자동 조절 기능이 상실된다는 것 입니다. 즉, 약을 오래 복용할수록 자동 조절 기능의 상실은 피할 수 없다는 것입니다.

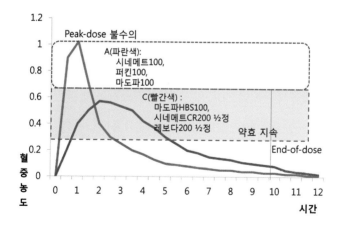

위 그림을 보시면 X축은 시간축입니다. Y축은 도파민 농도입니다. 제일 중요한 그림이 바로 파란색의 네모 박스입니다. 도파민이 유효하게 동작하는 범위로서 아래 선은 최소 약효가 발휘되는 문턱, 즉 임계점입니다. 여기를 넘어서야 약효가 나타나는 기준선입니다. 파란색 네모 박스의 윗 선은 약효의 최대치이고 이 이상은 과다이기 때문에 신경세포에 저장된다고 생각하시면 됩니다.

노란색 네모 박스가 실제 과다로 생각되는 영역 이고 신경세포의 저장 능력이 클 경우 문제없지만 저장 능력이 감소할 경우 넘치는 부분이 몸을 좌우로 흔든다던가하는 이상운동으로 나타나게 됩니다. 그래서 보통 약 복용후 1~2시간후 몸이 좌우로 흔들리는 이상운동이 나타나서 일정시간 지속되다가 없어지는 현상이 생깁니다. 약을 조금만 줄여주면 이상운동이 사라지게 됩니다.

좌측의 파란색 그래프가 A그룹 (시네메트100, 퍼킨100, 마도파100) 약 물 그래프입니다. 이 그래프는 제조사에서 공개한 마도파100의 정확한 동작 그래프입니다. 약 복용후 1시간후에 최대치에 이르는 것을 볼 수 있으며, 이 때부터 감소하여 반감기인 1시간30분후 절반 농도로 떨어집니다. 실제 약 복용후 3시간이 지나면 치료효과의 범위를 벗어나게 됩니다. 하지만 초파 환우분들의 경우 5~6시간씩 이어지는 이유는 도파민 저장 기능이 충분히 좋기 때문입니다.

(Levodopa has a short half-life of approximately 1 hour which increases to 1.5 hours with the addition of carbidopa or

benserazide and to 2-2.5 hours with the addition of a COMT
inhibitor.)

　가운데 빨간색 그래프가 C그룹 (마도파HBS100, 시네메트
CR200 1/2정, 레보다서방정200 1/2 정) 그래프입니다. 이 그래프
도 제조사에서 공개한 마도파HBS서방형캡슐의 정확한 동작 그래
프입니다. 약 복용후 2시간후에 최대치에 이르는 것을 볼 수 있으
며, 약 복용후 5시간이 지나면 치료효과의 범위를 벗어나게 됩니
다. 서방형은 속방형에 비해 생체이용률이 낮아 20%~30% 증량이
필요하고, 복용후 약효까지 1시간이상 걸리기때문에 특별한 주의
가 필요합니다. 특히, 아침에는 가급적 서방형 레보도파는 피하는
것이 좋습니다.

　우측의 보라색 그래프는 G그룹 (리큅피디, 미라펙스서방정) 그
래프입니다. 이 그래프는 가짜입니다. 효현제 그래프도 필요하시다

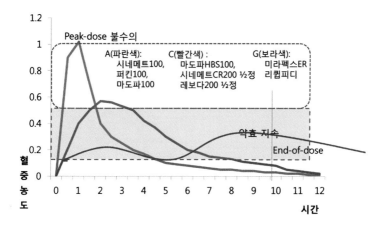

고 해서 여러가지 특성을 추측해서 제가 만든 가짜 그래프입니다. 24시간 지속형이어서 꼬리가 길게 24시간으로 펼쳐저 있습니다.

앞서 말씀드린대로 파란색의 네모 박스가 약 유효 구간이며, 환우에 따라 구간이 모두 다릅니다. 위 그래프는 진입기 환우의 그래프라고 보시면 되는데, 레보도파가 많이 필요하지 않기때문에 전체적으로 네모 박스가 아래로 내려와 있습니다. 약 과다 구간인 노란색 네모 박스도 같이 내려오기 때문에 약 복용량을 줄이던가 서방형 레보도파 또는 효현제를 복용하시는 것이 유리해 보입니다.

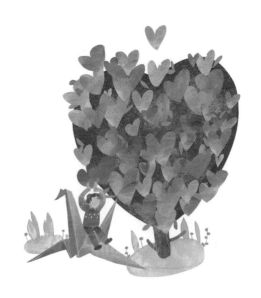

레보도파 동급 복용량
(Levodopa Equivalent Dose)

비위듀
2014/10/31

　이번에 PD MED 프로젝트 관련하여 자료를 조사하다가 흥미있는 자료를 얻었는데 잠시 잊어버리고 있었습니다. ^^＊ 그나마 파병약을 직접 복용하지 않은 의사샘들의 시각으로 연구된 가장 객관적인 자료입니다. 하지만 실제 저희들이 몸으로 느끼는 것과는 다소 차이가 있으니 절대 맹신은 하지마시고 객관적 지표로서 활용하시면 좋을 것 같습니다.

　아래는 모두 제품명이 아닌 성분명입니다. 제품명 따로 설명안드립니다. 제품명-성분명 공부하기를 열심히 하신 분들은 쉽게 이해하실 수 있습니다. ^^＊

1. 레보도파 동급 복용량 (Levodopa Equivalent Dose) 이란?

　속방형 레보도파 100mg을 기준으로 이 정도 효과에 버금가는 다른 약들의 용량입니다.

2. 레보도파 및 COMT억제제

레보도파 속방형 100mg이 기준입니다. 시네메트, 퍼킨, 마도파 모두 동일하게 100mg입니다.

레보도파 서방형은 속방형에 비해 1.33배 즉 133mg을 복용해야

약 분류	약 이름	LED 연구발표 수	레보도파 등가 용량
레보도파	레보도파	0	100
	레보도파 서방형	29	133
	듀오도파	0	90

약 분류	약 이름	LED 연구발표 수	레보도파 등가 용량
COMT 억제제	엔타카폰	8	LD X 0.33
	톨카폰	2	LD X 0.5
	오피카폰	0	LD X 0.5

동일한 효과가 나타난다는 이야기입니다.

주입방식인 듀오도파는 90mg을 복용하면 속방형 100mg과 동일한 효과가 나타난다는 이야기입니다. 여기에 콤탄을 추가하면 레보도파의 33% 증량 효과가 있다는 것입니다. 즉, 스타레보100mg을 복용하면 레보도파 133mg의 효과가 있다는 것입니다.

저희들에게는 생소하지만 "콤탄의 엔타카폰"이 아닌 "토카폰"이란 성분이 있습니다. 토카폰의 경우 엔타카폰보다 효과가 좋아 레보도파 1.5배의 효과가 있다고 합니다. 정리해보면, 스타레보 100mg = 레보도파 속방형 133mg = 레보도파 서방형 177mg

3. 도파민 효현제

일단 효현제는 맥각계열과 비맥각계열로 구분합니다.

미라펙스(프라미펙솔) 1mg의 효과를 가지려면 비맥각계열에서 리큅(로피니롤) 5mg, 뉴 프로패치(로티고틴) 3.3mg에 해당하는 용량을 투입해야 한다는 이야기입니다.

미라펙스(프라미펙솔) 1mg의 효과를 가지려면 맥각계열에서 팔로델정(브로모크립틴) 10mg, 씨랜스정(퍼골리드) 1mg에 해당하는 용량을 투입해야 한다는 이야기입니다.

정리해보면, 미라펙스(프라미펙솔) 1mg = 리큅(로피니롤) 5mg = 뉴프로패치(로티고틴) 3.3mg

약 분류	약 이름	LED 연구발표 수	레보도파 등가 용량
Non-ergot 도파민효현제	프라미펙솔	24	1
	로피니롤	34	5
	로티고틴	1	3.3
	피리베딜	7	100
Ergot 도파민효현제	Lisuride	9	1
	Bromocriptine	30	10
	Pergolide	28	1
	Cabergoline	14	1.5
	DHEC	6	20

4. 마오비정, 피케이멜즈, 기타

마오비정(셀레길린) 10mg의 효과를 가지려면 아질렉트(라사질린) 1mg, 아만타딘 100mg, 아포모르핀 10mg에 해당하는 용량을 투입해야 한다는 이야기입니다.

정리해보면, 마오비정(셀레길린) 10mg = 아질렉트(라사질린) 1mg = 아만타딘 100mg

5. 변환표

이 변환표는 앞서 레보도파 동급 복용량(LED)을 모두 종합하여

약 분류	약 이름	LED 연구발표 수	레보도파 등가 용량
마오비 억제제	셀레길린 10mg	2	10
	셀레길린 1.25mg (sublingual)	0	1.25
	라사질린	0	1
기타	아만타딘	1	100
	아포모르핀	14	10

가중치로 변환한 표입니다. 이 변환표를 이용하여 하루 LED 복용량을 계산하실 수 있습니다.

실제 약을 복용하시는 환우분들이 어떻게 느끼실지는 모르겠지만 제 경험으로 말씀드리면 각 동일 파병 치료제간의 가중치는 비슷해 보입니다. 그런데 다른 파병 치료제간의 가중치는 별로 신뢰가 가질 않습니다.

예를들어 레보도파 속방형 100mg = 100 LED과 미라펙스 1mg = 100 LED로서 두 약의 효과가 동일하다고 계산하였는데 제 경험은 그렇지 않다는 것입니다.

하지만 동일 치료제간 가중치, 예를 들어 미라펙스 1mg = 100

LED와 리큅 5mg = 100 LED는 경험상 상당히 유사해 보입니다.

따라서, 본 내용을 너무 맹신하지 마시고 그저 참고 자료로 활용하시면 될 것 같습니다.

참고자료: Levodopa Equivalent Dose : A Systematic Review by Dr. Claire Smith

약 성분(Drug)	국내제품명	LED Factor
속방형 레보도파(L-dopa)	시네메트, 퍼킨, 마도파	X 1
서방형 레보도파(L-dopa CR)	시네메트CR, 마도파HBS	X 0.75
엔타카폰(Entacapone)	콤탄	LD X 0.33
톨카폰(Tolcapone)	타스마	LD X 0.5
오피카폰(Opicapone)	온젠티스	LD X 0.5
프라미펙솔(Pramipexole)	미라펙스, 미라펙스ER	X 100
로피니롤(Ropinirole)	리큅, 리큅피디	X 20
로티코틴(Rotigotine)	뉴프로패치	X 30
셀레길린(Selegiline)	마오비정	X 10
라사질린(Rasagiline)	아질렉트	X 100
아만타딘(Amantadine)	피케이멜즈	X 1
듀오도파(Duo-dopa)	듀오도파	X 1.11
아포모르핀(Apomorphine)	아포모르핀	X 10

소외된 주부

이서진

숨소리조차 내지 못해
입안 가득 채운 입김을 머금고
돌아본 한 구석

꼬리 늘어뜨리고 잡아주길 기다리는 녀석
주둥이 쑥 내밀고 빈 뱃속 내보인다

쯧쯧!
옜다!

위로하듯 내민 물 한 바가지
넙쭉 받아 마시고는
달아오른 몸뚱아리 끓는 속 감추고
휘파람 불어댄다

잦아드는 춤사위
박수 소리 들리지 않는 공연장
뜨겁다 뜨겁다
주체할 수 없어 종이컵에 토해낸다

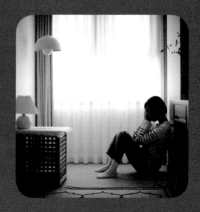

04 초파 환우를 위한 조언

파킨슨병의 초기 치료제로서 도파민효현제? 레보도파?

파병 초기진단후 단독복용 가능한 치료약

약 복용하면 증상이 없어지나??

약 회차간 최소 복용 간격

초파 환우분들의 효현제 복용 및 증상

미라펙스ER과 리큅피디 복용시 주의사항

서방형 잘라먹으면 안되는 이유

도파민효현제와 도파민길항제

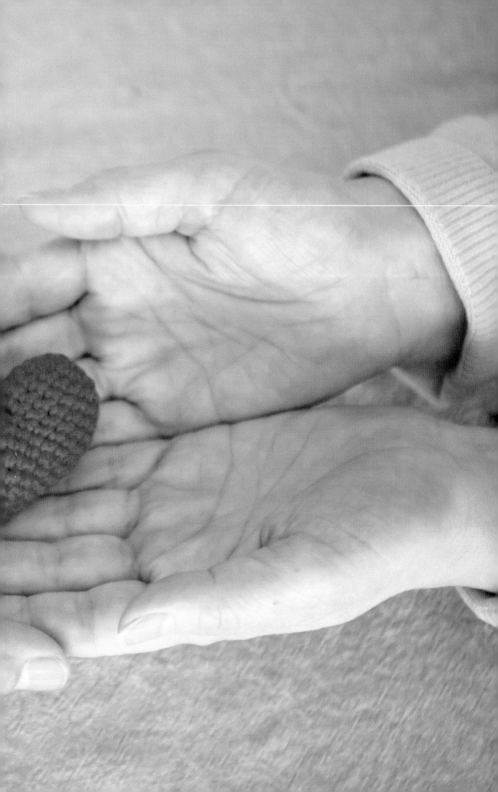

"파킨슨병의 초기 치료제로서 도파민 효현제? 레보도파?"
(임주혁 교수, 울산의대)

1960년 Ehringer와 Hornykiewicz에 의해 파킨슨병 환자의 뇌 선조체 부위에서 도파민이 고갈되어 있다는 사실이 밝혀졌고 이후 도파민의 전구물질인 레보도파를 투여함으로써 파킨슨병의 운동 증상을 호전시킬 수 있다고 알려지면서 레보도파가 파킨슨병의 치료에 널리 사용되어 왔습니다.

레보도파가 파킨슨병 치료제로 쓰인지 40년 이상이 되었지만 이 약물은 아직도 파킨슨병 증상의 조절에 가장 탁월한 효과를 보이는 표준 약물로 인정받고 있습니다.

그러나 Marsden과 Parkes는 1977년 '랜싯(Lancet)' 저널에 기고한 보고서에서 그 당시까지 파킨슨병의 치료성적을 분석한 결과, 파킨슨병으로 진단된 환자의 1/3은 지속적으로 레보도파를 투여함으로써 도움을 받는데 비해 또 다른 1/3은 치료 후 2~3년이 지나면서 서서히, 나머지 1/3은 급격히 그 치료 효과가 감소하는 현상을 경험했다고 보고했습니다. 이는 파킨슨병이 진행됨에 따라 레보도파에 반응하지 않는 증상들이 동반되고 아울러 레보도파의 장기 투여에 따른 운동합병증(motor complication), 즉 운동동요(motor fluctuation)와 운동이상증(dyskinesia)의 발생이 주 원인이었습니다. 이러한 현상, 특히 운동합병증은 현재까지도 파킨슨병 치료의 가장 큰 난제로 남아 있습니다.

정리하자면, 파킨슨병에서 레보도파는 가장 효과적인 치료제이므로 결국 모든 환자는 이 약물을 필요로 하게 되고 이를 통해 일상생활 능력을 향상시키고 사망률을 줄일 수 있다는 장점이 있으나, 장기 투여시 상당수의 환자에서 운동동요와 운동이상증 등의 운동합병증이 발생한다는 단점이 있습니다.

더불어 최근에 신경학자 및 신경과의사들의 관심을 끄는 것은 레보도파의 대사과정에서 발생하는 산화성 대사물이 신경독소로 작용해 병의 진행을 더욱 조장할 수 있다는 가능성 입니다.물론 현재까지의 연구결과로는 인체에서 레보도파가 신경독성을 보인다는 근거는 없습니다. 그러나 실제로 증명되지 않은 이론적인 가능성이라 하더라도 이는 레보도파의 단점으로 거론되고 있습니다.

그렇다면 파킨슨병의 치료를 시작할 때 레보도파의 투여를 가능한 한 나중으로 미루면 이러한 단점을 어느 정도 극복할 수 있지 않을까요? 이것이 최근 제시되고 있는 파킨슨병 초기 치료의 전략인 것입니다.

파킨슨병의 초기 치료에 사용될 수 있는 약제로는 아만타딘(amantadine), 항콜린제(anticholinergics), 셀레길린(selegiline), 레보도파(levodopa), 도파민 효현제(dopamine agonist), COMT 억제제 등 여러 가지가 있습니다.

이 가운데 파킨슨병 초기 치료제로 약물을 선택할 때 고려해야 할 사항은 △효능 △단기적 부작용 △장기적 부작용 △비용 등입니다. 일단 파킨슨병 증상의 조절이 필요한 경우에 효능 면에서 그 선택의 폭은 레보도파와 도파민 효현제로 압축됩니다. 따라서 지금부터는 이 두 종류의 약물을 비교하고자 합니다.

먼저 효능을 살펴보면 레보도파가 로피니롤, 프라미펙솔 등 도파민 효현제에 비해 연구기간 내내 일상생활 능력이나 운동기능 점수를 통계적으로 유의하게 더 개선시키는 것으로 나타났습니다. 그러나 그 점수의 차이는 크지 않았으며 도파민 효현제도 투여 전보다 유의하게 뚜렷한 증상의 호전을 가져왔습니다. 이러한 결과는 카베골린과 퍼고리드의 경우에도 마찬가지로, 결국 파킨슨병의 초기 치료에 증상 호전의 효능 면에서는 레보도파가 도파민 효현제보다 우월하다고 할 수 있습니다.

단기 부작용으로는 도파민 효현제와 레보도파에서 공히 오심, 졸림, 환각 등이 비교적 흔히 보고되었는데, 각각의 비교연구에서 이러한 단기 부작용은 도파민 효현제와 레보도파가 비슷한 수준이거나 도파민 효현제에서 좀더 호발하는 경향을 보였습니다.

장기 부작용으로 운동이상증의 발생률은 레보도파군이 도파민 효현제군보다 뚜렷하게 더 높았습니다. 운동이상증과 운동동요 등을 포함한 운동합병증의 발생 빈도 역시 레보도파군이 도파민 효현제군에 비해 높아, 결국 장기 부작용 면에서는 도파민 효현제가 레보도파보다 우월성을 보였습니다.

끝으로 비용 면을 보면, 우리나라에서 가용한 도파민계 약물을 초기 치료시 사용될 수 있는 용량을 고려해 비교한 결과 도파민 효현제가 레보도파에 비해 고가로 나타났습니다.

이상에서 파킨슨병의 초기치료제를 결정할 때 고려할 사항들을 살펴보았는데, 장기 부작용인 운동합병증의 발생 빈도를 줄일 수 있다는 점 외에는 레보도파에 비해 도파민 효현제의 장점을 찾기 어렵습니다.

그럼에도 불구하고 최근 들어 파킨슨병의 초기 치료에 도파민 효현제를 권하는 이유는 어디에 있는지 생각해 보았습니다.

이는 무엇보다도 환자 개개인에게 운동이상증이나 운동동요 등의 운동합병증이 파킨슨병 증상 자체보다도 생활에 더 큰 불편을 초래하는 중요한 문제일 수 있기 때문입니다. 운동합병증은 특히 직장이나 사회생활을 유지해야 할 비교적 젊은 나이에 파킨슨병을 일으킨 환자들에서 호발하기 때문에 더욱 중요합니다.이러한 환자들에서 운동합병증의 발생빈도를 줄일 수 있다는 것은 초기 치료제의 결정에 큰 비중을 차지합니다.

파킨슨병 증상의 조절이란 효능 측면에서 파킨슨병 초기에는 도파민 효현제 단독 투여만으로도 대부분 만족스러운 효과를 얻을 수 있습니다.

이후 병이 진행함에 따라 증상 조절의 미흡한 부분은 레보도파를 병용함으로써 극복 가능하고 이러한 경우에도 운동합병증의 발생빈도는 레보도파를 단독 투여하는 경우에 비해 낮습니다.

도파민 효현제를 파킨슨병의 초기 치료제로 고려할 수 있는 또 다른 이유는 신경보호 작용의 가능성입니다.

이상에서 파킨슨병의 초기 치료제로서 도파민 효현제의 의의를 주로 레보도파와 비교하여 살펴보았습니다. 도파민 효현제의 장점은 △단독요법 혹은 레보도파와 병용요법으로 사용해 파킨슨병 증상을 효과적으로 조절할 수 있다. △레보도파 장기 투여와 연관된 운동합병증의 발생 위험을 줄일 수 있다. △신경독성이 있는 산화대사물을 발생시키지 않는다. △레보도파의 투여를 지연시킬 수 있다. △신경보호 작용의 가능성이 있다 등입니다.

도파민 효현제의 단점은 △환각 같은 신경정신 증상이 레보도파에 비해 특히 고령 환자에서 흔하다. △브로모크립틴(bromocriptine), 퍼고리드(pergolide), 리슈리드(lisuride) 등 맥각(ergot) 계열의 도파민 효현제는 그에 따른 부작용이 발생할 수 있다.(로피니롤과 프라미펙솔은 비맥각 계열의 약물이라 해당되지 않음) △졸음을 유발할 수 있다. △운동합병증의 발생을 완전히 예방하는 것은 아니다. △보행동결(freezing), 자세불안정, 자율신경기능 장애, 치매 등 파킨슨병의 모든 증상을 조절할 수 있는 것은 아니다. △병의진행을 멈출 수는 없다. △레보도파에 비해 고가이다 등입니다.

이 중 졸음 유발 및 파킨슨병의 모든 증상 조절 불가 항목은 도파민 효현제에 국한된 단점이 아니라 레보도파에도 해당됩니다. 결론적으로 파킨슨병의 초기 운동증상 조절을 위한 선택 약물은 도파민 효현제와 레보도파로 압축될 수 있습니다. 나아가서 운동합병증의 발생 위험을 줄이기 위해 레보도파의 투여를 가능한 지연시키고 도파민 효현제를 우선적으로 고려하는 것이 현재의 추세입니다.

그러나 모든 경우에 일괄적으로 도파민 효현제를 먼저 투여하는 것은 옳은 결정이 아니며, 환자의 연령, 정신상태, 병의 중증도, 기능장애의 정도, 경제적인 상태 등을 모두 고려하여 결정하는 것이 바람직하다 하겠습니다.

파병 초기진단후
단독복용 가능한 치료약

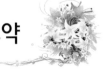

| 비위듀
| 2015/03/25

파병 초기 진단후 단독 복용이 가능한 치료약으로는 3가지 치료제가 있습니다.

▶ 주치료제인 레보도파 (시네메트정, 시네메트씨알정, 퍼킨정, 레보다정, 마도파정, 마도파HBS캡슐)

▶ 보조치료제인 효현제 (리큅정, 리큅피디정, 미라펙스정, 미라펙스서방정)

▶ 보조치료제인 마오비억제제 (마오비정, 아질렉트정)

"단독복용이 가능한 치료제"의 의미는 다른 약 복용없이 단독 복용만으로도 파병 증상 개선에 어느정도 효과가 있는 치료제를 의미합니다.

파병의 원인은 정확히 알 수 없지만 나타나는 현상은 뇌중추에 도파민 생성셀의 감소로 인해 충분한 도파민이 생성되지 못한다는 것입니다.

주치료제인 레보도파 치료제는 도파민 전구물질인 레보도파를 투여하여 뇌혈관장벽 통과후 도파민으로 변환시켜 실제 중추에 필요한 도파민을 직접 공급해 주는 것입니다.

보조치료제인 효현제는 도파민 아고니스트로서 도파민 수용체와 결합하여 마치 도파민인 것 처럼 유사도파민 역할을 수행합니다. 레보도파보다 부작용이 적고 활용가치가 높아 파병초기에 자연도파민 절대량이 다소 부족한 경우에 효현제 단독 복용만으로도 파병 증상 개선에 많은 도움을 줍니다.

주치료제인 레보도파와 함께 복용시 실제 레보도파 복용양을 줄일 수 있어 부작용 감소 및 레보도파 활용에 큰 도움을 주고 있습니다.

보조치료제인 마오비억제제는 도파민 분해효소인 MAO-B를 선택적으로 억제하여 자연도파민이나 공급된 도파민(레보도파)이 빨리 소모되지 않도록 하는 역할을 수행하므로서 파병초기에 생성되는 자연도파민의 절대 량이 도파민 필요량과 비슷하거나 아주 약간 부족할 경우에 마오비억제제 단독 복용만으로도 파병 증상 개선에 어느정도 도움을 줍니다.

요약해보면, 파병초기에 생성되는 자연도파민 절대량이 도파민 필요량과 비슷하거나 약간 적을 경우 마오비정이나 아질렉트정 같은 마오비억제제 단독복용(방어)으로 커버가 됩니다.

하지만 생성되는 자연도파민 절대량이 다소 부족할 경우 마오비억제제 단독복용(방어)으로 커버가 어렵기때문에 보조치료제인 효현제의 충분한 양을 단독복용(공급)하거나 두가지 치료제를 적절히 함께 복용(공급+방어)합니다. 다음 순으로 효과가 좋아진다고 생각하시면 됩니다.

마오비억제제 단독복용 (방어) < 효현제 단독복용 (공급) < 효현제 + 마오비억제제 함께복용 (공급+방어)

그래서 파병 진단후 첫 처방전 대부분의 경우 진단 초기에 생성되는 자연도파민 절대량이 부족하다고 여기기 때문에 효현제 단독복용 (공급)부터 시작하거나 효현제 + 마오비억제제 함께복용 (공급+방어)으로 시작하는 경우가 많습니다.

약 복용하면 증상이 없어지나??

| 비위듀
2019/02/16

　오늘 김유선님이 올리신 질문 내용인데, 가만히 생각해 보니 진짜 진짜 중요한 질문이고, 저도 한때 매우 궁금했던 사안이라서 댓글보다는 답글로 답변을 드립니다.

　궁금해 하실 답은 YES, 예 입니다. 100% 돌아옵니다.

　이제부터 설명 드리겠습니다.

　저희가 레보도파 부작용 때문에 레보도파 복용대신 아질렉트, 리큅이나 미라펙스, 피케이멜즈(아만타정) 같은 비 레보도파 약물을 복용합니다.

　이 약물들은 아주 중요합니다. 하지만 주 치료제인 레보도파에 비하면 정말 새 발의 피입니다. 레보도파와의 허니문 기간이 3~5

년 정도⋯⋯

레보도파의 부작용 때문에 이 허니문 기간을 가능한 한 늦추고 싶고, 특히, 젊은 환자의 경우 늦추는 것이 맞기에 처음부터 레보도파를 복용하지 않고, 비 레보도파 약물을 복용합니다.

바로 이 비 레보도파 약물 복용을 하는 동안 개선은 되지만 100% 돌아오지 않습니다.

주 치료제인 레보도파 약물을 복용하시면 100% 돌아온 자신의 모습에 본인도 놀라게 됩니다. 그런 이유로, 주치의 샘이 처음부터 레보도파 치료를 선택했다면 그대로 받아들이십시오. 본인을 위해 최선의 선택을 했다고 믿으십시오.

주치의 샘이 처음에 비 레보도파 치료를 선택했다면 주치의 샘이 본인을 아직 젊은 나이라고 생각하고, 레보도파 부작용을 가능한 한 줄이고, 허니문 기간을 늦추기 위해 비 레보도파 약물치료를 선택했다고 생각하십시오.

약 회차간 최소 복용 간격

| 비위듀
| 2014/10/08

　다음 그래프는 레보도파 100mg 복용시 몸안에서 동작하는 약물 그래프입니다. 파란색 선이 레보도파 속방형 100mg 그래프이고, 빨간색 선이 레보도파 서방형 100mg 그래프입니다.

　레보도파 속방형 100mg은 시네메트정 100mg, 퍼킨정 100mg, 마도파정 100mg등이 이에 해당합니다.

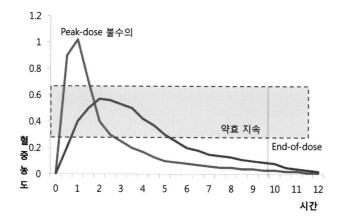

약 복용후 최대치까지 도달 시간이 약 1시간입니다. 보통 약 복용후 30분에서 1시간 사이에 약효가 나타나며, 1시간후 최고치에 도달하면 소위 이야기하는 불수의같은 이상운동 부작용이 나타날 수 있습니다. 레보도파는 최고치 도달후 약 1시간 30분의 반감기를 가집니다. 즉, 1시간 30분 후에는 약효가 반토막이 나서 제대로 동작을 하지 않습니다.

스타레보는 이 시간을 조금 늘려줘서 약 2시간정도 지속된다고 생각하시면 됩니다. 즉, 일반 레보도파의 경우 한 사이클을 형성하는데 약 2시간 30분정도 소요되고 스타레보의 경우 약 3시간정도 소요됩니다.

모든 상황을 고려하여 복용 회차간 30분정도 중복되도록 복용한다고 가정해도 당일날 몸의 상태에 따라 약효 나타나는 시간이 30분에서 1시간 정도 지연되어 나타날 수 있기 때문에 대략 3시간정도 간격을 최소 간격으로 생각하고 있습니다.

약 복용간격이 너무 가까울 경우 복용회차간 정교한 콘트롤이 필요한데 이 것이 쉽지 않고, 전회차 약의 사이클이 끝나지 않은 상태에서 다음 약의 복용으로 인해 약효가 중첩되어 혈중 농도가 일정하지 않아 약 교란 상황이 발생할 수 있다는 생각입니다.

초파 환우분들의
효현제 복용 및 증상

비위듀
2014/07/22

레보도파를 복용하지 않는 초파 환우들에게만 한정합니다.

O 보통 미라펙스(미라펙스서방정) 0.75mg~1.5mg 치료효과

O 대부분 미라펙스(미라펙스서방정) 0.75mg~2.25mg 치료효과

A.1 미라펙스서방정 0.75mg, 아질렉트 1mg

A.2 미라펙스 0.25mg X 3회, 아질렉트 1mg

B.1 미라펙스서방정 1.5mg, 아질렉트 1mg

B.2 미라펙스 0.5mg X 3회, 아질렉트 1mg

C.1 미라펙스서방정 1.5mg, 미라펙스서방정 0.75mg, 아질렉트 1mg

C.2 (미라펙스 0.5mg + 미라펙스 0.25mg) X 3회, 아질렉트 1mg

D.0 필요시 피케이멜즈 100mg X 2회 추가

O 보통 리큅정 3mg~6mg, 리큅피디서방정 4mg~8mg 치료효과

O 대부분 리큅정 3mg~9mg, 리큅피디서방정 4mg~12mg 치료효과

A.1 리큅피디서방정 4mg, 아질렉트 1mg

A.2 리큅정 1mg X 3회, 아질렉트 1mg

B.1 리큅피디서방정 8mg, 아질렉트 1mg

B.2 리큅정 2mg X 3회, 아질렉트 1mg

C.1 리큅피디서방정 8mg, 리큅피디서방정 4mg, 아질렉트 1mg

C.2 리큅정 3mg X 3회, 아질렉트 1mg

D.0 필요시 피케이멜즈 100mg X 2회 추가

생각보다 많은 분들이 초기 효현제 복용 및 증상 에 대해 궁금해 하시는군요.

제가 알고 있는 부분을 말씀드리면 단독복용시 보통의 경우

미라펙스(미라펙스서방정) 0.75mg~1.5mg 치료효과

리큅정 3mg~6mg, 리큅피디서방정 4mg~8mg 치료효과 입니다.

더 넓게 확대하면 단독복용시 대부분의 경우

미라펙스(미라펙스서방정) 0.75mg~2.25mg 치료효과

리큅정 3mg~9mg, 리큅피디서방정 4mg~12mg 치료효과 입니다.

여기에다 마오비정 또는 아질렉트정을 추가하면 거의 대부분 치료 효과가 나오는 것이 정상입니다.

더불어 피케이멜즈까지 더 추가하면 거의 모든 경우에 반응이 있어야 합니다. 미라펙스와 리큅간에 차이는 있지만 미라펙스에서 반응이 없는데 리큅에 반응하는 경우 (또는 반대경우)는 아주 극히 일부분이고, 대부분 거의 동일한 결과가 나온다고 생각합니다. 따라서 굳이 다른 약으로 변경하실 필요는 없어 보입니다. (초파의 경우에만...중후기 환우분들은 차이가 있음)

서방정과 속방정 차이는 원래 없어야 정상이지만 속방정 약효가 빠르고 강하게 나타나는 경우가 많아 서방형의 효과가 미약한 경우 속방정으로 바꿔 보시는 것은 시도해 보실만 합니다.

경우에 따라 뚜렷한 개선 효과가 나타날 수도 있고, 경우에 따라

미약한 개선 효과가 나타날 수도 있지만 어떤 경우든 반드시 효과가 나타나야 정상입니다.

이 범주에서 진짜로 어떤 변화를 못느끼신다면

1. 생활에 불편이 거의 없고 외부로 나타나는 증상이 미약할 경우, 오진일 가능성을 염두해 두고 PET/CT 검사등 다시 재진을 받으시고, 파병이 확실한 경우 파병 진행을 늦추기 위해 복용한다 생각하시고 상기 A.1 / A.2 / B.1 / B.2 에서 선택 복용 하십시오.

2. 생활에 불편이 있거나 외부로 나타나는 증상이 뚜렷할 경우 (이때가 심각함) 효현제 용량을 늘려 효과를 관찰하거나 레보도파로 변경후 추가 관찰하십시오.

미라펙스ER과 리큅피디
복용시 주의사항

| 비위듀
2014/08/15

24시간 지속형 서방형 효현제인 미라펙스ER서방형과 리큅피디 서방형 복용시 주의사항입니다.

표준용법이 1일 1회 복용입니다.

24시간 지속하기 때문에 1일 1회 복용이 정상입니다.

하지만, 실제 약효가 24시간 지속하지 못하고 20시간 내외로 약효가 소실되기 때문에 나머지 4시간을 커버하기 위해 약간의 편법을 쓰는 것이 아침 1회 + 저녁 1회입니다.

이렇게 교차해서 복용할 경우 24시간중 4시간 + 4시간은 아침약 또는 저녁약으로만 동작하는 시간이고 나머지 16시간은 아침약과 저녁약이 동시에 동작하는 시간입니다.

이 방법은 권장복용 방법이 아닌 단순한 편법입니다.

약 복용 방법은 과학으로서, 권장 복용방법이 아닌 편법을 사용할 경우 가능한한 예측 가능한 범위에서 이루어져야 합니다. 24시간 서방형 효현제를 아침, 점심, 저녁 하루 3회 복용하거나, 하루 4회 복용하시는 경우 그 결과를 예측할 수 없습니다.

하루 2회 복용은 되는데 하루 3회, 4회 복용은 안된다?

예. 그렇습니다. 하루 2회 복용도 예측이 불가한 것은 사실이지만 약효 부족한 시간을 메우기 위해 도움이 된다고 생각하고 이 이익이 혹시 2회 복용으로 나타날지 모르는 부작용에 비해 훨씬 크다고 생각하기에 사용하는 것입니다.

하루 3회 또는 4회 복용시 약이 몸 내부에서 어떻게 작동하는지 아무도 모르기 때문에 이런 방법은 피하셔야 합니다. 하루 3회 또는 4회 복용시 서방형이 아닌 속방형(일반형)을 복용하시기 바라겠습니다.

안전하게 검증된 방법을 놔두고, 예측 불가능한 복용법을 고집하실 하등의 이유가 없습니다. ^^*

그리고 24시간 효현제 서방형과 6시간 레보도파 서방정인 시네메트CR 서방정(레보다서방정)이 완전히 다른 이야기라는 것은 아시리라 생각하고 언급하지 않겠습니다.

서방형 잘라 먹으면 안되는 이유

| 비위듀
| 2014/02/03

    치료약을 개발 하는데 있어서 가장 중요한 것이 당연히 성분입니다. 그 다음으로 중요한 것이 제형 및 약 전달(Drug Delivery) 기술입니다. 치료약을 원하는 장소에 정확히 전달(또는 배송)하여 원하는 시간만큼 서서히 방출하는 것이 매우 중요합니다.

    서방형(Controlled Release)이란 의미가 적정한 용량을 적정한 시간만큼 방출한다는 의미입니다. 이 목적을 달성하기 위하여 원 치료제 성분에 약 흡수를 늦추는 다른 성분을 배합하거나 약을 감싸는 제형을 특수하게 만들어서 이를 구현합니다. 이 또한 엄청난 기술로 이 기술만 개발하여 제약회사에 공급하기도 합니다.

    예를 들어, 미라펙스정 0.5mg의 경우 프라미펙솔 0.5mg이 6~8

시간에 걸쳐 서서히 몸에 흡수되어 치료약의 효과를 내다가 분해 대사되거나 배출되게 됩니다. 만약 미라펙스정 1.5mg을 한번에 복용한다고 하면 프라미펙솔 1.5mg이 6~8시간에 걸쳐 동작하기 때문에 기존 프라미펙솔 0.5mg 용량에 비해 3배의 효과를 내게 됩니다.

미라펙스서방정 1.5mg의 경우 24시간 지속형으로 프라미펙솔 1.5mg이 20~24시간에 걸쳐 서서히 방출하게 만든 특수 제형의 약입니다. 즉 기존 미라펙스정 0.5mg이 6~8시간에 걸쳐 방출하는 농도와 똑같이 방출하기 때문에 기존 미라펙스정 0.5mg 효과의 3배가 아니라 거의 동일한 효과를 가지게 됩니다.

미라펙스정 1.5mg은 6~8시간에 걸쳐 방출되며, 미라펙스정 0.5mg의 3배 효과. 미라펙스서방정 1.5mg은 20~24시간에 걸쳐 방출되며, 미라펙스정 0.5mg과 동일한 효과.

미라펙스서방정을 잘게 쪼개면 쪼갤수록 미라펙스정에 가깝게 동작할 것인데 몇 배의 효과로 얼마의 시간동안 지속되어 동작할지 전혀 예측할 수가 없습니다. 심지어 2등분 할 경우에도 특수 제형의 형태가 깨지기 때문에 잘라진 부분을 통해 얼마의 양이 얼마

시간동안 배출될 지에 대해 전혀 예측할 수 없습니다. 보시면 알겠지만 잘라진 면은 약 성분이 그대로 노출됩니다. 물론 약 흡수를 늦추는 다른 성분을 배합했을 경우 어느정도 서방형의 효과를 기대할 수 있지만 특수 제형의 형태가 깨진 상태에서의 서방형의 효과 및 지속시간은 여전히 예측 불가입니다.

이렇게 잘라서 복용하실 경우 서방형의 효과 및 지속시간은 여전히 예측 불가이기 때문에 약물과다로 인한 부작용이나 지속시간 단축으로 인한 폐해는 용량이 커질수록 또 횟수가 많아질수록 점점 심각해질 수 있습니다. 그래서 속방형(표준형) 잘라 드시는 것과 같이 쉽게 생각하실 문제가 아니라는 것입니다.

나중에 레보도파 서방형 24시간 형이 개발되어 이런 식으로 복용하신다면 문제는 더 심각해집니다. 진짜 급해서 반드시 1/2정으로 잘라 드셔야하는 상황이 아니라면 절대 추천해서는 안되며, 어쩔수없이 1/2정으로 잘라 드셔야 한다면 이러한 내용을 충분히 인식하고 위험하지 않은 범위내에서 복용할 수 있도록 권고해야 한다고 생각합니다.

도파민효현제와 도파민길항제

비위듀
2014/10/27

먼저, 주치료제로서 도파민 전구 물질인 레보도파에 관한 이야기입니다. 실제 뇌 중추에 필요한 물질은 도파민입니다. 그런데 불행히도 도파민은 뇌혈관장벽(BBB)을 통과하지 못합니다. 즉, 도파민을 바로 복용하면 뇌에 전달이 안되기 때문에 아무런 효과가 없습니다. 그래서 도파민 전구 물질인 레보도파를 복용합니다. 레보도파는 도파민과 달리 뇌혈관장벽(BBB)을 통과할 수 있습니다. 뇌혈관장벽(BBB)을 통과한 레보도파는 AAD라는 효소에 의해 비로서 도파민으로 바뀌게 됩니다. 전구물질이란 특정 효소에 의해 다른 물질로 바뀔수 있는 바로 전단계 상태의 물질입니다.

저희가 복용한 레보도파(시네메트, 퍼킨, 마도파등)가 소화흡수를 거쳐 중간에 다른 물질로 바뀌지 않고 더 많은 레보도파가 뇌혈관장벽(BBB)을 통과하여 뇌 중추에 도달할 수 있도록 도와 주는 보조 치료제들이 카비도파, 벤세라짓, 콤탄(엔타카폰) 같은 약들입니다.

여기에 위장관 활동을 활성화시켜 소화흡수를 도와 주는 약이 돔페리돈 성분의 모티리움엠정이나 멕시롱입니다. 돔페리돈이 말초신경에서 레보도파의 대사를 억제해 주기 때문에 위장관 소화흡수는 물론 말초신경에서 부작용 최소화 및 더 많은 레보도파가 뇌 중추에 도달할 수 있도록 도와 주는 보조 치료제 역할을 합니다.

agonist (작용제, 동근군, 주동근, 작동약, 작용 물질, 촉진제, 협력 물질), 반대어=antagonist. 특별한 운동에 필요한 주된 근육. 약리학에서는 자연적인 물질에 의해 정상적으로 활성화되는 세포에 있는 수용기에 작용하는 약물을 의미한다. 해부학에서, 운동 개시 물질. 약리학에서, 자연적인 자극에 의해 만들어져 세포 리셉터를 물리적으로 활성화시키고 그에 친화력 있는 약제.

antagonist (길항제, 길항 물질, 길항근, 길항 약) 반대어 =agonist.

동근군이나 주된 운동근에 반대되는 기능을 하는 근육. 약리학에서는 다른 약물의 효능을 감소시키는 약물이나 동일한 수용기를 자극하여 생성하는 물질을 의미한다. 다른 약물, 물질의 작용을 생물학적 반응을 유도하지 않고 세포 리셉터에 결합하여, 감약 또는 무효로 하는 약물, 물질.

리큅이나 미라펙스같은 도파민효현제는 도파민수용체(도파민이 신경 전달물질로 작용하는 부위)와 결합하여 마치 도파민처럼 작용합니다. 도파민수용체와 결합하여 작용하는 것은 레보도파(도파민)와 도파민효현제 뿐 입니다. 그래서 도파민효현제의 가치가 여기에 있습니다. 카비도파, 벤세라짓, 콤탄(엔타카폰) 같은 보조 치료제는 더 많은 레보도파가 도파민으로 바뀔 수 있도록 도와 주고, 마오비정이나 아질렉트 같은 보조 치료제는 생성된 도파민이 다른 물질로 다시 바뀌지 못하도록 지원하는 역할을 합니다.

아래 글은 예전에 레보도파(도파민)와 도파민효현제 간의 적절한 복용 방법에 대해 적은 글로서 이제 약에 대해 어느정도 공부한 시점에서 다시 읽어 보시면 더 확실하게 이해하실 수 있으리라 생각되어 다시 기술합니다.

레보도파를 정규군, 효현제를 예비군이라 가정하면 초기 환우의 경우 레보도파 복용없이 효현제만 단독 복용할 경우 몸안에 예비군만을 보충해주는 것인데, 이때 착각하기 쉬운 것이 효현제만 복용할 경우 몸안에 도파민이 전혀 없다고 착각하기 쉬운데 전혀 없는 것이 아니라 초기 환우의 경우 이미 몸안에 상당한 수의 정규군이 자리잡고 있으며, 단지 부족하여 보충이 필요한 상태여서 예비군만 보충해도 충분할 수 있다는 것입니다. 시간이 지남에 따라 정규군의 숫자가 계속 준다면 더 이상 예비군의 투입만으로는 버티기 힘들 것입니다. 이때 정규군인 레보도파(도파민)를 투입하게 되는데 전투력이 상승한 만큼 예비군 숫자를 줄여야 합니다.

고민할 부분이 여기에 있습니다.

정규군인 레보도파를 유지하는 비용이 예비군인 효현제를 유지하는 비용보다 크다는 것이고, 이 유지비용은 국민의 세금으로 감당해야 하는데 유지비용이 커질수록 국민(몸)이 부담해야 하는 세금, 즉 부작용이 점점 더 많아진다는 것입니다.

유능한 지휘관이라면 현재 몸안에 자리잡고 있는 진짜 정규군이 얼마나 되는지 파악해야 하고 (현재 상태 파악), 최소한의 세금(부작용 최소)으로 유지가 가능하게끔(정상의 90%정도),추가로 투입해야 할 정규군의 규모(레보도파 복용량)와 예비군의 규모(효현제의 복용량)을 잘 계산해서 적절히 투입해야 합니다. 너무 세금(부작용)만 신경쓰다보면 정작 최소한의 방어조차 힘들 것이고, 너무 전투력에만 신경쓰다보면 세금 부담이 커져 진짜 몸(국민)이 버티기 힘들 것입니다. 그래서 어렵습니다.

어떤 지휘관은 최소의 정규군을 투입한 상태에서 예비군을 계속 늘려가다가 정 힘들어지면 그 때 추가로 정규군을 투입하면서 기존 예비군의 숫자를 줄이는 방법을 선호할 수도 있고, 어떤 지휘관은 최소의 예비군을 투입한 상태에서 조금씩 추가로 정규군을 투입하는 방법을 선호할 수도 있습니다.

조금 더 자세히 설명드리면, 예전 제 주치의샘이 리큅 광팬이셨습니다.

그 당시는 리큅피디 서방정, 미라펙스서방정이라는 24시간 지속형 서방전이 나오기 전이어서, 리큅정과 미라펙스정만 있었고 제 주치의샘은 리큅의 신봉자였습니다. 이렇게 말씀드리면 제 주치의샘이 이상하게 보일지 모르지나 실제는 우리나라 최고의 실력자중 한 분이었다고 자부합니다.

제가 하루 6mg X 3회 까지 복용하다가 이건 아니다 싶어 레보도파 처방으로 돌아섰습니다.리큅 하루최대 복용량이 24mg입니다. 제 심리적 마지노선이 18mg/일 였습니다. 어느날 진료 대기하고 있었는데 제 앞의 환자가 20대 초반 또는 중반의 예쁜 처자였습니다. 제 차례가 되어 저는 들어가고 그 처자는 나오고... 순간 차트가 눈에 띄더군요. 리큅 27mg/일. 그 날 속으로 제 주치의샘을 엄청 씹었습니다. 최대가 24mg인데 27mg 처방하다니...

제 주치의샘은 예비군 총 동원해서 다 써보고 다음 단계가 레보도파였던 것 같습니다. 제 경우 18mg까지 갔다가 마도파, 마도파 HBS를 거쳐 시네메트로 자리잡게 되었는데, 레보도파 처방하면서 리큅 18mg을 하루 아침에 중단해 버리면 아주 큰 일이 벌어집니다. 레보도파 양을 서서히 올리면서 리큅을 서서히 줄여야 합니다. 레보도파 처방후 리큅에서 리큅피디를 거쳐 지금은 미라펙스서방정 1.5mg 복용합니다.

제 경우 가급적 미라펙스서방정을 고정해 놓은 상태에서 다른 것들을 조절하려고 시도합니다. 어떤 방법이 옳다 틀리다가 아니라 케이스에 따라 또는 선호방식에 따라 여러가지 가능성을 놓고 종합적으로 검토되어야 합니다.

05 파킨슨병환우를 위한 조언

리큅속방, 리큅피디서방, 미라펙스속방, 미라펙스ER서방

리큅피디서방정과 미라펙스ER서방정, 그리고 레보도파서방정

미라펙스 속방형 vs 서방형 vs 서방형+서방형

리큅이나 미라펙스 부작용으로 복용을 중단하신 환우분들께

만일 다시 진단을 받고 초파로 돌아가 약을 복용한다면

아질렉트(Azilect) 성분명 라사길린

마오비(셀레길린) 10mg/하루 이상

     또는 아질랙트(라사길린) 1mg/하루 이상 복용하면?

진전/떨림

진전(떨림)에 사용하는 항콜린제와 베타차단제

내가 먹은 미라펙스, 내 몸 속에서 어떻게 움직이나?

초파들에게 스타레보와 온젠티스를 권하지 않는 이유

왜 스타레보175는 없을까?

스트레스 / 소화흡수 / 혈액순환 / 약복용

"파킨슨병과 흡연 및 음주"에 대해

이렇게 해보세요 (비위듀 조언)

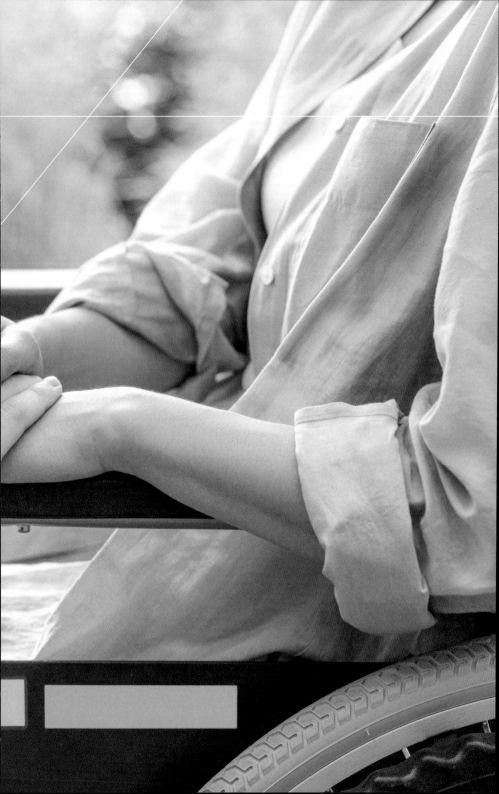

리큅속방, 리큅피디서방,
미라펙스속방, 미라펙스ER서방

비위듀
2016/06/28

　네가지 모두 도파민효현제이고(이외에도 여러종류의 도파민효현제가 더있습니다.), 리큅속방형과 리큅피디서방형의 주성분은 로피니롤이고, 미라펙스속방형과미라펙스ER서방형의 주성분은 프라미펙솔입니다. 약의 작용효과는 비슷하지만 성분이 다른 경우 환우들만이 느낄 수 있는 성분의 효과 차이가 있습니다.

　리큅속방형은 5~6시간 지속, 미라펙스속방형은 6~8시간 지속하여 하루 3회 복용하는 속방형이고, 리큅피디서방형과 미라펙스ER서방형은 24시간 지속으로 하루 1회 복용하는 서방형입니다.

　정확한 연도는 모르겠지만 리큅속방형 출시되고 1년후에 미라펙스속방형이 보다 긴 지속시간을 내세우며 출시된 것으로 알고 있습니다.

리큅속방형의 특허가 끝나기 바로 직전에 리큅피디서방형이출시되고, 미라펙스속방형의 특허가 끝나기 바로 직전에 미라펙스ER서방형이 출시됩니다. 이 이야기는 각 제조사에서 서방형을 미리 개발해 놓고도 바로 출시하는 것이 아니라 회사 매출이 극대화되는 시점을 고려하여 약을 출시한다는 것입니다.

네가지 모두 도파민효현제로서 공통적으로 "졸음"이라는 대표적 부작용을 가지고 있으며, 성분에따라 부작용 내용은 차이가 있습니다(로피니롤과 프라미펙솔). 동일 성분의 속방형과 서방형의 부작용 비율은 비슷합니다.

제일 처음 나온 임상시험 데이터에서는 오히려 서방형의 부작용 비율이 살짝 높았던 것으로 기억되고 이후 다시 진행된 임상시험에서는 서방형의 부작용 비율이 살짝 낮았던 것으로 기억합니다.

리큅피디서방형이 4:1 비율로 출시된 것이 비해 미라펙스ER서방형은 3:1 비율로 출시되었습니다. 아마도 속방형 지속시간에 따라 달라진 것 같습니다. 리큅피디서방형하루 4mg X 1회가 기본 표준용량이고 리큅속방형은 1mg X 3회가기본 표준용량입니다. 미라펙스ER서방형은 하루 0.75mg X 1회가 기본 표준용량이고 미라펙스속방형은 0.25mg X 3회가 기본 표준용량입니다.

대부분 증상의 치료 효과는 리큅속방형 3mg~6mg 구간에서, 리큅피디서방형 4mg~8mg 구간에서, 미라펙스속방형 0.75mg~1.5mg 구간에서, 미라펙스ER서방형 0.75mg~1.5mg에서 나타난다고 합니다. 기본 표준용량 이하에서도 당연히 치료효과가 나타날 수 있습니다만 일부 사례이고 대부분의 경우 기본 표준용량 구간에서 치료효과가 나타난다는 말로 이해하시면 될 것 같습니다.

　최대 용량에 대해서는 별도로 이야기 드리지 않겠습니다. ^^*

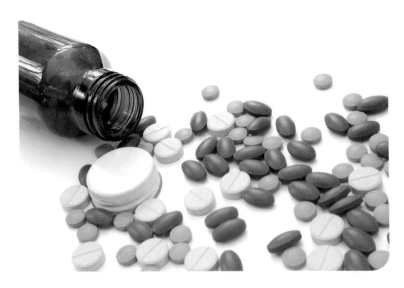

리큅피디서방정과 미라펙스ER서방정, 그리고 레보도파서방정

비위듀
2014/02/03

제가 일반적으로 속방형, 표준형, 그리고 서방형으로 분류를 하는데, 이유는 마도파확산정 때문입니다. 마도파확산정이 마도파정보다 효과가 2배정도 빠르기 때문에 마도파확산정을 속방형으로 마도파정을 표준형으로 분류합니다. 그런데 실제 영어식 표현으로는 IR (Immediate Release)로서 "일반형"보다는 "속방형"으로 표현하는 것이 더 적합합니다.

서방형의 영어식 표현은 CR (Controlled Release) 입니다. 시네메트CR서방정의 CR이 Controlled Release의 약자입니다. 따라서 앞으로는 제가 속방형(표준형)으로 표기를 해도 마도파확산정이 아닌 이상 표준형으로 생각하시면 될 것 같습니다. ^^

속방형(표준형) Immediate Release

서방형 Controlled Release

레보도파 서방형으로는 시네메트CR서방정과 레보다서방정, 마도파HBS캅슐이 있으며, 효현제 서방형으로는 리큅피디서방정과 미라펙스서방정이 있습니다. 나머지는 모두 속방형(표준형)입니다.

1. 속방형(표준형) Immediate Release

약효가 30분~1시간 이내에 최고 혈중 농도로 이르기 때문에 속방형(표준형)으로 부르며, 하루 3회 복용을 기본으로 약이 설계되었기 때문에 보통 6~8시간 약효지속을 주장합니다. 하지만 실제 복용 경험으로는 약효가 제조사가 주장하는 시간보다 짧습니다. 여러가지 개인환경과 병의 진행 상태가 약 지속시간이 얼마다라고 단정하기가 어렵습니다.

그래서 저는 4~6시간 표기하는데 뒤의 6시간이 제조사가 주장하는 최대 시간이고 앞의 4시간이 실제 복용시 예측되는 평균지속시간입니다. 잘 알려진 시네메트정과 퍼킨정이 약 4~6시간으로 생각되며, 마도파정은 약간 짧은 약 3.5~5시간으로 생각됩니다. 설명서에 보면 시네메트정과 퍼킨정은 1일 3회 복용이 권장 용법이고,

마도파정은 1일 4~6회 복용이 권장용법입니다.

　레보도파 효현제인 리큅정은 4~6시간 정도, 미라펙스정은 6~8시간 정도 생각됩니다. 리큅정과 미라펙스정 모두 1일 3회 복용으로 설계되었는데 1년 뒤에 개발된 미라펙스정의 지속시간이 약간 긴 것으로 알려져 있습니다.

2. 서방형 Controlled Release

　서방형은 약효가 최고 혈중 농도에 이르는데 약 1~2시간정도 걸려 약효 발효 시간은 늦지만 약효 지속시간이 길기 때문에 안정적으로 약을 공급해 줄 수 있어 아주 이상적인 치료약이라 생각합니다.

　레보도파 서방형인 시네메트CR서방정과 레보다서방정, 그리고 마도파HBS캅슐은 약 6~8시간 지속되는 것으로 생각됩니다. 그런데 보시면 아시겠지만 진정한 의미의 서방정이라고 부르기에는 조금 미흡해 보입니다. 레보도파 서방형은 모두 하루 3회 기준으로 설계된 것으로서 약간 지속시간을 늘린 수준에 지나지 않습니다.

　지난번 말씀드렸던 약 12시간 지속형 시네메트 DM-1992 서방정 관련한 기사 내용입니다.

"시네메트표준형, 시네메트CR서방형에 이어 하루 2번 복용의 진짜 서방형 레보도파 제제인 DM-1992가 현재 3차 임상시험 준비 중이란 소식입니다. 이미 FDA에서 안전성을 인정받은 AcuForm 기술을 사용하는데 구토와 이상운동 부작용을 더욱 줄일 수 있다고 합니다. 2차 임상시험 결과에 따르면 오프시간이 하루 5.4시간에서 4.5시간으로 단축되었으며, 현재 3차 임상시험을 바로 준비중이라고 합니다."

서방형 효현제인 리큅피디서방정과 미라펙스서방정은 약효 지속시간이 20~24시간 정도로 하루 1회 복용을 기준으로 설계된 진정한 의미의 서방형이라 할 수 있습니다.

여기서 주의하셔야 할 것이 있습니다.

앞서 속방형(표준형)이 리큅정은 4~6시간 정도, 미라펙스정은 6~8시간 정도라고 말씀드렸는데, 리큅정의 약효 지속시간이 짧기 때문에 하루 리큅정1mg X 4회를 기준으로 잡아 리큅피디서방정 4mg에 대응시킨 것으로 보입니다.

과거에 리큅정 하루 3mg 복용하시던 분은 리큅피디서방정 4mg에 대응하신다고 보면 됩니다. 미라펙스정의 약효 지속시간은 6~8시간 정도되기 때문에 하루 미라펙스정0.25mg X 3회를 기준으로 잡아 미라펙스서방정 0.75mg에 대응시킨 것으로 보입니다. 즉 과거에 미라펙스정 하루 0.75mg 복용하시던 분은 그냥 미라펙스서방정 0.75mg를 복용하시면 됩니다.

리큅정 하루 1mg X 3회 복용 ⇒ 리큅피디서방정 하루 4mg X 1회 복용

미라펙스정 하루 0.25mg X 3회 복용 ⇒ 미라펙스서방정 하루 0.75mg X 1회 복용

3. 속방형(표준형) vs 서방형 장단점

속방형(표준형)은 화끈하게 올라오는데 비해 서방형은 천천히 늦게 올라 온다고 해서 서방형을 기피하는 분들이 계십니다. 실제 시네메트CR서방정의 경우 시네메트정에 비해 최고 농도에 도달하는 시간이 2배정도 되는 것 같습니다. 그래서 가급적 가장 농도가 낮은 상태인 아침에 시네메트CR서방정이나 레보다서방정 복용을 권해드리지 않습니다. 또한, 약 조절시에도 시네메트정에 비해 예측이 쉽지 않기 때문에 약 조절시에도 복용을 권해드리지 않습니다.

앞서 말씀드린대로 레보도파 서방형은 모두 하루 3회 기준으로 설계된 것으로서 약간 지속시간을 늘린 수준입니다. 그래서 보통 초기 환우의 경우에는 하루 3회를 권해드리지만 그렇지 않은 경우

오후나 저녁 시간대 복용을 권해드립니다.

미라펙스서방정이나 리큅피디서방정은 조금 달리 생각해야 하는데, 이 경우 최고 농도 도달시간보다는 실제 약 지속시간에 주안점을 두고 아침이나 저녁에 복용하시는 것이 좋습니다. 또는 아침과 저녁에 나누어 복용하므로서 서로 부족한 부분을 커버해 줄 수 있습니다.

서방형의 장점은 연속성입니다. 중간에 OFF없이 계속 공급해 주기 때문에 24시간 약의 효과를 느낄 수 있다는 것입니다. 그래서 제가 사실 가장 고대하면서 기다리고 있는 것이 24 시간 지속가능한 레보도파 서방형입니다.

4, 서방형 잘라 먹으면 안되는 이유

치료약을 개발 하는데 있어서 가장 중요한 것이 당연히 성분입니다. 그 다음으로 중요한 것이 제형 및 약 전달(Drug Delivery) 기술입니다. 치료약을 원하는 장소에 정확히 전달(또는 배송)하여 원하는 시간만큼 서서히 방출하는 것이 매우 중요합니다. 서방형(Controlled Release)이란 의미가 적정한 용량을 적정한 시간만큼 방출한다는 의미입니다. 이 목적을 달성하기 위하여 원 치료제 성분에 약 흡수를 늦추는 다른 성분을 배합하거나 약을 감싸는 제형을 특수하게 만들어서 이를 구현합니다. 이 또한 엄청난 기술로 이 기술만 개발하여 제약회사에 공급하기도 합니다.

예를 들어, 미라펙스정 0.5mg의 경우 프라미펙솔 0.5mg이 6-8시간에 걸쳐 서서히 몸에 흡수되어 치료약의 효과를 내다가 분해대사되거나 배출되게 됩니다. 만약 미라펙스정 1.5mg을 한번에 복용한다고 하면 프라미펙솔 1.5mg이 6~8시간에 걸쳐 동작하기 때문에 기존 프라미펙솔 0.5mg 용량에 비해 3배의 효과를 내게 됩니다.

미라펙스서방정 1.5mg의 경우 24시간 지속형으로 프라미펙솔 1.5mg이 20~24시간에 걸쳐 서서히 방출하게 만든 특수 제형의 약입니다. 즉 기존 미라펙스정 0.5mg이 6~8시간에걸쳐 방출하는 농도와 똑같이 방출하기 때문에 기존 미라펙스정 0.5mg 효과의 3배가 아니라 거의 동일한 효과를 가지게 됩니다.

미라펙스정 1.5mg은 6-8시간에 걸쳐 방출되며, 미라펙스정 0.5mg의 3배 효과. 미라펙스서방정 1.5mg은 20~24시간에 걸쳐 방출되며, 미라펙스정 0.5mg과 동일한 효과.

미라펙스서방정을 잘게 쪼개면 쪼갤수록 미라펙스정에 가깝게 동작할 것인데 몇 배의 효과로 얼마의 시간동안 지속되어 동작할지 전혀 예측할 수가 없습니다. 심지어 2등분 할 경우에도 특수 제형의 형태가 깨지기 때문에 잘라진 부분을 통해 얼마의 양이 얼마 시간동안 배출될 지에 대해 전혀 예측할 수 없습니다. 보시면 알겠지만 잘라진 면은 약 성분이 그대로 노출됩니다. 물론 약 흡수를 늦추는 다른 성분을 배합했을 경우 어느정도 서방형의 효과를 기대할 수 있지만 특수 제형의 형태가 깨진 상태에서의 서방형의 효과 및 지속시간은 여전히 예측 불가입니다.

이렇게 잘라서 복용하실 경우 서방형의 효과 및 지속시간은 여전히 예측 불가이기 때문에 약물과다로 인한 부작용이나 지속시간 단축으로 인한 폐해는 용량이 커질수록 또 횟수가 많아질수록 점점 심각해질 수 있습니다. 그래서 속방형(표준형) 잘라 드시는 것과 같이 쉽게 생각하실 문제가 아니라는 것입니다.

나중에 레보도파 서방형 24시간형이 개발되어 이런 식으로 복용하신다면 문제는 더 심각 해집니다. 진짜 급해서 반드시 1/2정으로 잘라 드셔야하는 상황이 아니라면 절대 추천해서는 안되며, 어쩔수 없이 1/2정으로 잘라 드셔야 한다면 이러한 내용을 충분히 인식하고 위험하지 않은 범위내에서 복용할 수 있도록 권고해야 한다고 생각합니다.

미라펙스 속방형 vs 서방형
vs 서방형+서방형

비위듀
2018/08/19

1차와 2차로 나누어 설명드리겠습니다.

1차 : 속방형 vs 서방형

속방형 – 6~8시간 지속, 복용 1시간후 최고치, 역 V 그래프 (추정)

서방형 – 20~24시간 지속, 복용 2시간후 최고치, 역 W 그래프 (추정)

속방 0.25mg 하루 3번 복용 – 역 V 그래프 (평균 0.25mg) X 3

서방 0.75mg 하루 1번 복용 – 역 W 그래프 X 1

서방형 혈중 농도가 당연히 속방형에 비해 부드럽게 연결이 되기 때문에 훨씬 유리합니다.

2차 : 서방형 vs 서방형+서방형

서방형의 문제가 실제 복용해보니 복용 1~2시간후 약효발효

20~22시간 지속....

속방형 복용 30분~1시간후 약효발효 6~7시간 지속

A1. (표준용법) 미라펙스 1.5mg을 저녁 7시에 복용한다고 가정, 저녁 9시부터 약효

다음날 오후 3시에서 5시 사이에 약효가 바닥...

A2. (표준용법) 미라펙스 1.5mg을 아침 7시에 복용한다고 가정, 오전 9시부터 약효

다음날 새벽 3시에서 5시 사이에 약효가 바닥...

⇒ 표준용법은 1일 1회 복용입니다. 전세계 인구의 대부분이 이렇게 복용합니다. 헷갈리시거나 잘 모르겠으면 그냥 표준용법대로 복용하시는 것이 제일 속편합니다.

B. (비표준용법) 미라펙스 1.5mg을 아침 7시에 0.75mg 복용 저녁 7시에 0.75mg을 복용한다고 하면

저녁 9시부터 오전 5시까지 0.5mg (0.25 + 0.25) 오전 5시에서 오전 9시까지 0.25mg.

오전 9시부터 오후 5시까지 0.5mg (0.25 + 0.25) 오후 5시부터 오후 9시까지 0.25mg

⇒ 위 표준용법의 단점을 개선해보자라는 취지로 1.5mg을 나누어 아침과 저녁에 분복하는 방법입니다.

어떤 결과가 예측되십니까? 맞았습니다. 빈 공간이 없도록 교차하여 약효가 나타나기 때문에 두 개의 약효가 중첩되는 구간은 0.5mg을 유지할 것이며, 서로 메꿔주는 구간은 0.25mg으로 낮아질 것 입니다.

C. (비표준용법) 멋진하루님 처방전 보면 아침 속방, 점심 속방, 저녁 서방...

미라펙스 0.75mg을 저녁 7시에 복용, 저녁 9시부터 약효(0.25mg = 0.75/3)

아침 7시에 속방형 0.25mg 복용, 아침 8시부터 오후 1시까지 0.5mg (0.25 + 0.25)

오후 1시에 속방형 0.25mg 복용, 오후 2시부터 오후 7시까지 0.5mg (0.25 + 0.25)

⇒세번째 이 용법은 꼼수에 가까울 수도 있는데, 일단 서방정의 장점을 살리기 위해 서방정으로 밑판을 깐다고 상상하십시오. 그 위에 약효가 제일 약한 부분과 사회생활하면서 약효가 더 필요한 시간대가 있는 분들은 그 해당 시간에 맞춰 예측 가능한 속방형을 추가하시는 방법입니다.

리큅이나 미라펙스 부작용으로 복용을 중단하신 환우분들께

비위듀

2015/03/28

파병 치료에 있어서 리큅이나 미라펙스같은 도파민 효현제는 매우 중요한 치료제입니다. 레보도파 복용없이 도파민 효현제 단독 복용만으로 유사도파민 역할이 가능한 유일한 치료제이기도 하지만 레보도파와 함께 복용시 레보도파 추가 증량없이 도파민이 증량된 효과를 주기 때문에 활용가치가 매우 큰 보조 치료제입니다.

가끔 들리는 안타까운 이야기는 도파민 효현제에 대한 부작용 때문에 고생하시거나 복용을 포기 중단하시고 레보도파를 바로 복용하시는 경우입니다. 도파민 효현제인 리큅이나 미라펙스는 특별히 주의하셔야 할 부분이 처음 복용시나 중단시에 아주 천천히 단계적으로 증량하시거나 감량하셔야 합니다.

특히, 리큅피다나 미라펙스서방정으로 처음 시작하시는 경우 어려움을 호소하시는 분들이 많은 것 같은데 아마도 너무 성급하게 용량을 높여 발생하는 문제인 것 같은 생각이 듭니다. 약 설명서에 나와있는 리큅피디정(서방형)과 리큅정(속방형)의 권장복용방법 입니다.

리큅피디 2mg X 1회 / 1일 최소 1주 복용
리큅피디 4mg X 1회 / 1일 최소 1주 복용
리큅피디 6mg X 1회 / 1일 최소 1주 복용

리큅정 0.25mg X 3회 / 1일 최소 1주 복용
리큅정 0.5mg X 3회 / 1일 최소 1주 복용
리큅정 0.75mg X 3회 / 1일 최소 1주 복용
리큅정 1.0mg X 3회 / 1일 최소 1주 복용

약 설명서에 나와있는 미라펙스서방정(서방형)과 미라펙스정 (속방형)의 권장복용방법입니다.

미라펙스서방정 0.375mg X 1회 / 1일 최소 1주 복용
미라펙스서방정 0.75mg X 1회 / 1일 최소 1주 복용
미라펙스서방정 1.5mg X 1회 / 1일 최소 1주 복용
미라펙스정 0.125mg X 3회 / 1일 최소 1주 복용

미라펙스정 0.25mg X 3회 / 1일 최소 1주 복용

미라펙스정 0.5mg X 3회 / 1일 최소 1주 복용

그래서 리큅이나 미라펙스의 부작용때문에 복용을 포기하시고 중단하신 환우분들에게 제안드리는 방법이 처음 개시용량부터 다시 시작하시되 속방형으로 천천히 증량해 보시라는 것입니다.

예를 들어,

리큅정 0.25mg X 3회 / 1일 최소 1주 복용

리큅정 0.5mg X 3회 / 1일 최소 2주 복용

리큅피디 2mg X 1회 / 1일 최소 4주 복용

리큅피디 4mg X 1회 / 1일 유지

또는

미라펙스정 0.125mg X 2회 / 1일 최소 1주 복용

미라펙스정 0.125mg X 3회 / 1일 최소 2주 복용

미라펙스서방정 0.375mg X 1회 / 1일 최소 4주 복용

미라펙스서방정 0.75mg X 1회 / 1일 유지

만일 다시 진단을 받고 초파로 돌아가 약을 복용한다면...

비위듀
2014/04/07

    제가 만일 지금 다시 진단을 받고 초파로 돌아가서 제 스스로 저의 기준에 맞춰 복용단계를 어떻게 설계하여 순차적으로 복용할 것인지 고민해 봤습니다.

    물론 저는 이 단계를 거치지 않았습니다. 그 당시에는 서방정이 없었습니다. ^^

    그리고 이렇게 주관적으로 복용약 단계를 설계하고 게시하는 것이 얼마나 위험한 일인줄은 알지만 여기 계신 분들의 지성을 믿고 과감히 올리겠습니다. 누군가에게는 도움이 되시리라 믿으면서...

    지극히 주관적인 견해임을 밝히며, 9단계 이후로는 너무 방안이 광범위하여 적지않았고 이 정도 단계까지 오셨다면 이미 많은 복용 경험이 있으리라 생각됩니다. ^^

미라펙스속방형은 0.125mg, 0.25mg, 0.5mg, 1.0mg

미라펙스서방형은 0.375mg, 0.75mg, 1.5mg 이렇게 있습니다.

진단 및 처방 (1단계)

2주간 미라펙스서방정 0.375mg 아침 1정 1회

2주간 미라펙스서방정 0.75mg 아침 1정 1회

4주간 미라펙스서방정 1.5mg 아침 1정 1회

2단계 진료 및 처방 (미라펙스1.5mg ~ 2.25mg)

1안 (유지) 미라펙스서방정 1.5mg 아침 1정 1회

2안 (증량) 미라펙스서방정 1.5mg 아침 1정

미라펙스서방정 0.75mg 저녁 1정

3단계 진료 및 처방 (미라펙스2.25mg ~ 3.0mg)

1안 (유지) 미라펙스서방정 1.5mg 아침 1정

미라펙스서방정 0.75mg 저녁 1정

2안 (증량) 미라펙스서방정 1.5mg 아침 1정

미라펙스서방정 1.5mg 저녁 1정

3안 (증량) 미라펙스정 아침 점심 오후 0.5mg 1정 X 3회

미라펙스서방정 1.5mg 저녁 1정

4단계 진료 및 처방 (미라펙스3.0mg ~ 3.75mg)

1안 (유지) 미라펙스서방정 1.5mg 아침 1정

미라펙스서방정 1.5mg 저녁 1정

2안 (유지) 미라펙스정 아침 점심 오후 0.5mg 1정 X 3회

미라펙스서방정 1.5mg 저녁 1정

3안 (증량) 미라펙스서방정 1.5mg 아침 1정, 0.75mg 아침 1정

미라펙스서방정 1.5mg 저녁 1정

4안 (증량) 미라펙스정 아침 점심 오후 0.5mg 1.5정 X 3회

미라펙스서방정 1.5mg 저녁 1정

5단계 진료 및 처방 (미라펙스3.75mg ~ 4.5mg)

1안 (유지) 미라펙스서방정 1.5mg 아침 1정, 0.75mg 아침 1정

미라펙스서방정 1.5mg 저녁 1정

2안 (유지) 미라펙스정 아침 점심 오후 0.5mg 1.5정 X 3회

미라펙스서방정 1.5mg 저녁 1정

3안 (증량) 미라펙스서방정 1.5mg 아침 1정, 0.75mg 아침 1정

미라펙스서방정 1.5mg 저녁 1정, 0.75mg 저녁 1정

4안 (증량) 미라펙스정 아침 점심 오후 1.0mg 1정 X 3회

미라펙스서방정 1.5mg 저녁 1정

6단계 진료 및 처방 (미라펙스4.5mg ~ 레보도파)

1안 (유지) 미라펙스서방정 1.5mg 아침 1정, 0.75mg 아침 1정

미라펙스서방정 1.5mg 저녁 1정, 0.75mg 저녁 1정

2안 (유지) 미라펙스정 아침 점심 오후 1.0mg 1정 X 3회

미라펙스서방정 1.5mg 저녁 1정

3안 (증량) 레보도파 아침 점심 오후 100mg 1정 X 3회

미라펙스서방정 1.5mg 아침 1정

7단계 진료 및 처방 (레보도파 & 미라펙스)

1안 (유지) 레보도파 아침 점심 오후 100mg 1정 X 3회

미라펙스서방정 1.5mg 아침 1정

2안 (증량) 레보도파 아침 점심 오후 100mg 1정 X 3회

미라펙스서방정 1.5mg 아침 1정

미라펙스서방정 1.5mg 저녁 1정

3안 (증량) 레보도파 아침 점심 오후 100mg 1정 X 3회

미라펙스정 아침 점심 오후 0.5mg 1정 X 3회

미라펙스서방정 1.5mg 저녁 1정

4안 (증량) 레보도파 아침 점심 오후 100mg 1.5정 X 3회

미라펙스서방정 1.5mg 아침 1정

8A단계 진료 및 처방 (레보도파 & 미라펙스)

1안 (유지) 레보도파 아침 점심 오후 100mg 1정 X 3회

미라펙스서방정 1.5mg 아침 1정

미라펙스서방정 1.5mg 저녁 1정

2안 (유지) 레보도파 아침 점심 오후 100mg 1정 X 3회

미라펙스정 아침 점심 오후 0.5mg 1정 X 3회

미라펙스서방정 1.5mg 저녁 1정

3안 (증량) 레보도파 아침 점심 오후 100mg 1.5정 X 3회

미라펙스서방정 1.5mg 아침 1정

미라펙스서방정 1.5mg 저녁 1정

4안 (증량) 레보도파 아침 점심 오후 100mg 1.5정 X 3회

미라펙스정 아침 점심 오후 0.5mg 1정 X 3회

미라펙스서방정 1.5mg 저녁 1정

8B단계 진료 및 처방 (레보도파 & 미라펙스)

1안 (유지) 레보도파 아침 점심 오후 100mg 1.5정 X 3회

미라펙스서방정 1.5mg 아침 1정

2안 (증량) 레보도파 아침 점심 오후 100mg 1.5정 X 3회

미라펙스정 아침 점심 오후 0.5mg 1정 X 3회

미라펙스서방정 1.5mg 저녁 1정

9단계 진료 및 처방 (레보도파 & 미라펙스)

1안 (유지) 레보도파 아침 점심 오후 100mg 1.5정 X 3회

미라펙스서방정 1.5mg 아침 1정

미라펙스서방정 1.5mg 저녁 1정

2안 (유지) 레보도파 아침 점심 오후 100mg 1.5정 X 3회

미라펙스정 아침 점심 오후 0.5mg 1정 X 3회

미라펙스서방정 1.5mg 저녁 1정

3안 (증량) 레보도파 아침 점심 오후 100mg 2정 X 3회

미라펙스서방정 1.5mg 아침 1정

미라펙스서방정 1.5mg 저녁 1정

4안 (증량) 레보도파 아침 점심 오후 100mg 2정 X 3회

미라펙스정 아침 점심 오후 0.5mg 1정 X 3회

미라펙스서방정 1.5mg 저녁 1정

레보도파는 시네메트, 퍼킨, 마도파 100mg 기준입니다. 시네메트씨알이나 레보다 서방형은 조금 더 고려해야 할 것들이 있고, 스타레보의 경우 콤탄이 포함되어 있기때문에 이를 적절히 고려하여야 합니다.

모티리움엠정(돔페리돈)은 "소화운동촉진 기능 및 효현제(미라펙스) 부작용 억제" 기능이 있다고 합니다. 매회 복용하셔도 되고

부담스러우시면 복용 안하셔도 됩니다. 하지만, 효현제(미라펙스) 부작용이 의심되는 분들은 같이 복용하시면 도움이 될 것 같습니다.

떨림이 주 증상인 분들은 피케이멜즈정(아만타딘) 또는 아만타정(아만타딘)을 아침 점심50mg씩 추가하시면 도움이 될 것 같습니다.

약효가 조금 짧게 느껴지시는 분들은 마오비정(셀레길린) 아침 점심 5mg 1정씩 X 2회 추가하시거나 아침 5mg 1정만 추가하시면 도움이 될 것 같습니다. 하반기에 아질렉트정(라사길린) 처방이 가능하면 마오비정(셀레길린) 대신 아침 1mg 1정으로 대체하시면 됩니다.

아질렉트(Azilect) 성분명 라사길린

비위듀
2015/10/20

국내에서 아질렉트(Azilect)로 판매되는 약의 성분은 라사길린(Rasagiline) 입니다.

1. 라사길린(Rasagiline)이란?

라사길린은 2세대 마오비(Monoamine Oxidase-B, MAO-B) 억제제로서 뇌에서 도파민의 분해에 관여하는 마오비 효소를 억제하여 뇌에서 도파민 농도를 높게 유지하므로서 항파킨슨 효과를 나타냅니다. 아질렉트(Azilect)라는 제품명으로 판매되고 있습니다. 1세대 마오비 억제제로는 마오비정 또는 유멕스정이라는 제품명으로 판매되는 셀레길린(Selegiline)이 있습니다.

아래는 약 효과를 비교한 결과입니다. 라사길린이 약 복용후 운동능력 효과가 더 우수한 것으로 알려져 있습니다. UPDRS 점수로서 낮을수록 결과가 좋은 수치입니다.

UPDRS(Selegiline, Rasagiline, Placebo)
첫번째 결과 (−0.690, −0.811, −0.569)
두번째 결과 (−1.025, −1.230, −0.820)

RESULTS: Five studies with selegiline (n = 1029) and four with rasagiline (n = 820) were included. Treatment duration was 2.5−9 months. Both selegiline and rasagiline showed significant SMDs versus placebo (−0.690, −0.811, −0.569) and (−1.025, −1.230, −0.820; respectively), indicating a significant effect of both drugs on UPDRS

2. 권장 복용용법
아질렉트의 표준 용법은 아래 3가지로 구분합니다.

A. 아질렉트 단독복용시 : 1일 1회 1mg
(다른 약 복용없이 아질렉트만 복용)
B. 리큅, 미라펙스 같은 효현제와 같이 복용시 : 1일 1회 1mg
(다른 레보도파제 없이 효현제+아질렉트 복용시)

C. 시네메트, 퍼킨, 마도파 같은 레보도파제와 같이 복용시 : 1일 1회 0.5mg 또는 1mg

(레보도파+아질렉트 또는 레보도파+효현제+아질렉트 복용시)

3. 복용시 주의사항

A. 아질렉트는 다음 약물과 같이 복용해서는 안됩니다.

 − 마약성진통제 메페리딘(meperidine), 메타돈(methadone), 프로폭시펜(propoxyphene), 덱스트로메토르판(dextromethorphan),

 − 비스테로이드진통제 트라마돌(tramadol).

 − 항우울제 사이클로벤자프린(cyclobenzaprine), St. John's wort.

 − 다른 선택적/비선택적 마오비억제제

B. 아질렉트 복용시 고혈압이 새로 발생하거나 고혈압 조절이 제대로 안될 가능성이 있어 모니터링이 필요합니다.

C. 아질렉트 표준용량 복용시 특별히 문제되는 음식은 없으나 긴급, 응급 상황의 고혈압을 야기시킬 수 있는 많은 양의 티라민(tyramine)이 함유된 음식은 피하는 것이 좋습니다.

D. 아질렉트와 항우울증 치료제의 병용은 세로토닌 신드롬을 야기시킨다는 보고가 있어 같이 복용하지 않는 것이 좋습니다.

E. 아질렉트와 레보도파제 병용시 운전을 포함한 일상생활중 갑자기 빠져드는 졸음등의 부작용이 보고되어 있습니다.

F. 심각한 중증의 간 질환을 가진 환자는 아질렉트를 복용해서는 안되고, 경미한 간질환자의 경우 하루 1mg 또는 0.5mg을 초과해서 복용하면 안됩니다.

G. 아질렉트 복용시 나타날 수 있는 잠재적 부작용으로는 Dyskinesia (or exacerbations of dyskinesia), hallucinations or psychotic-like behavior, impulse control or compulsive behaviors, withdrawal-emergent hyperpyrexia/confusion, and melanoma등이 있습니다.

4. 아질렉트 부작용

A. 아질렉트 단독복용시 (AZILECT 1 mg, placebo, respectively [%])

flu syndrome (5, 1), arthralgia (7, 4), depression (5, 2), and dyspepsia (7, 4)

B. 리큅, 미라펙스 같은 효현제와 같이 복용시 (AZILECT 1 mg, placebo, respectively [%])

peripheral edema (7, 4), fall (6, 1), arthralgia (5, 2), cough (4, 1), and insomnia (4,1)

C. 시네메트, 퍼킨, 마도파 같은 레보도파제와 같이 복용시 (AZILECT 1 mg, 0.5 mg, and placebo, respectively [%])

dyskinesia (18, 18, 10), accidental injury (12, 8, 5), weight loss (9, 2, 3), postural hypotension (9, 6, 3), vomiting (7, 4, 1), anorexia (5, 2, 1), arthralgia (8, 6, 4), abdominal pain (5, 2, 1), nausea (12, 10, 8), constipation (9, 4, 5), dry mouth (6, 2, 3), rash (6, 3, 3), abnormal dreams (4, 1, 1), fall (11, 12, 8), and tenosynovitis (3, 1, 0)

5. 특별 유의 사항

아질렉트 단독 복용이나 리큅, 미라펙스 같은 효현제와 동시 복용할 때는 1일 1회 1mg입니다. 하지만 시네메트, 퍼킨, 마도파 같은 레보도파제와 같이 복용시 부작용이 나타날 가능성이 높기 때문에 먼저 1일 1회 0.5mg을 복용해 보시고 부족하다 판단될 경우 1일 1회 1mg으로 증량하시면 좋을 것 같습니다.

마오비(셀레길린) 10mg/하루 이상 또는 아질랙트(라사길린) 1mg/ 하루 이상 복용하면?

비위듀
2014/10/29

마오비정(셀레길린) 10mg 이상 복용하거나 아질렉트(라사길린) 1mg이상 복용하면? 어떤 일이 발생할까요?

참고로 말씀드리면, MAO(Monoamine oxidase)는 MAO-A와 MAO-B가 있는데, MAO-A는 세로토닌, 말초의 도파민, 말초의 티아라민을 대사시키고, MAO-B는 중추의 도파민, 말초의 티아라민을 대사시킨다고 합니다.

여기서 저희가 얻고자 하는 것은, 뇌중추에서 MAO-B 효소의 기능을 억제하여 뇌에서 도파민이 더 오래 머무를 수 있도록 하는 것입니다. 인체의 마오(MAO) 시스템이 복잡하여 아직까지 완벽하게 다 이해를 못하고 있다고 합니다. 다른 것들에는 영향을 미치지 않으면서 MAO-B 효소의 기능만을 선택적으로 제한하고자 하는 목적으로 발견한 물질이 셀레길린과 라사길린이라고 합니다.

실험 결과, 셀레실린 5mg, 셀레길린 10mg에서 이러한 선택적 MAO-B 억제기능이 효과가 있으며 5mg에 비해 10mg이 더 효과적이지만 10mg을 초과할 경우 선택적 MAO-B 억제기능이 깨지고 MAO-A 기능까지 억제하게 되어 전체 MAO 시스템에 영향을 미친다고 합니다.

셀레길린 자체는 오랫동안 안전하다고 알려져 왔지만 10mg을 초과해서 복용할 경우나 MAO 억제제와 충돌이 생기는 치료제를 같이 병용할 경우 아주 심각한 부작용을 가져올 수 있다고 합니다.

라사길린은 2세대 MAO-B 억제제로 불리는데 셀레길린에 비해 효과가 더 좋다고 알려져 있습니다.

실험 결과, 라사길린 1mg은 이러한 선택적 MAO-B 억제기능이 효과가 있는 것으로 밝혀졌는데 라사길린 2mg은 오히려 1mg에 비해 억제기능이 감소했다고 합니다. 개발자들도 원인은 모르고 있다고 합니다.

그래서 제가 드리고 싶은 이야기는, 연구결과나 임상시험 결과를 바탕으로 최적의 용량과 용법을 찾는 것이기 때문에 가급적 표준 용법이나 권장 용량에 따라 복용하시라는 것입니다.

진전 / 떨림

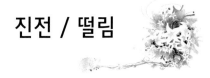

| 비위듀
2014/07/07

* 진전이란?

진전은 말 그대로 떨림을 의미합니다. 진전은 주로 서로 반대되는 운동을 하는 근육들이 교대로 수축하면서 나타나는 이상운동증입니다.

(정의) 서로 반대되는 운동을 하는 근육들이 교대로 수축하면서 나타나는 이상운동

* 진전의 발생 부위는?

신체에 떨림이 나타나는 주요 부위는 손, 다리, 머리, 턱, 몸통, 성대 등입니다. 질환에 따라 나타나는 부위가 다른데, 파킨슨병과 같은 경우는 주로 손, 발, 턱 등에 잘 나타나고 머리 떨림은 거의 나타나지 않습니다. 반면에 본태성 진전의 경우에는 개인에 따라서 머

리, 손, 다리, 턱, 몸통, 성대 등 다양한 신체부위에 나타납니다.

(진전의 발생 부위) 머리, 손, 다리, 몸통, 턱, 성대

* 진전을 일으키는 대표적 질환은?

진전을 일으키는 원인 질환에는 여러 가지가 있습니다. 일례로 대표적인 질환이 파킨슨병과 본태성 진전입니다. 임상적으로 유사한 진전 형태를 보이지만 병태생리와 치료 방법이 전혀 다른 별개의 질환입니다. 이 두 질환의 감별이 진전의 치료에서 가장 중요한 포인트입니다.

(진전을 일으키는 대표적 질환) 파킨슨병, 본태성 진전

* 파킨슨병과 본태성 진전의 감별점

1) 임상 양상의 차이점

파킨슨병은 움직임이 저하되고, 걸음이 잘 걸어지지 않으며, 온몸에 경직이 오는 등, 진전 이외의 다른 운동이상이 동반되어 나타납니다. 일단 파킨슨병의 증세가 나타날 때면 질환과 연관된 신경조직이 80% 이상 파괴된 상태이기 때문에 예후가 좋지않습니다. 이에 반해 본태성 진전은 옛날 할머니들이 체머리라고도 부르던 것으로서 손, 턱, 두부 등에 진전이 주로 나타납니다. 그러나 본태성 진전에서는 파킨슨병처럼 다른 임상 증상이 동반되지 않습니다.

(임상 양상의 차이점)

파킨슨병 - 사지 경직, 운동 완만, 보행 장애등 동반

본태성 진전 - 진전외 특별한 임상 증상은 동반되지 않음.

2) 진전 양상의 차이점

임상적으로도 진전 양상에 차이가 있는데, 파킨슨병은 주로 가만히 있거나 걸을 때 손이나 턱에 잘 나타나고 저 빈도(일 초에 3 내지 5회)인 반면에, 본태성 진전에서는 손을 뻗치거나 물건을 집으려 할 때 더 진전이 잘 나타나고 파킨슨병보다는 진전의 빈도도 높습니다(일 초에 8 내지 12회).

재미있는 현상으로 파킨슨병은 두부 진전이 나타나지 않습니다. 아마도 몸통 근육이 굳어지는 경향이 있기 때문에 두부 진전이 나타나지 않는 것 같습니다. 그래서 일단 두부 진전이 있는 경우는 파킨슨병이 아닐 가능성이 높습니다.

(진전 양상의 차이점)

파킨슨병 - 가만히 있을 때 떨림, 저빈도, 손이나 턱, 두부 진전(X)

본태성 진전 - 숟가락을 들거나 물건을 집을 때 떨림, 고빈도, 두부 진전(+)

3) 임상 경과의 차이점

본태성 진전은 나이가 들면 점차 심해지고 일상 생활에 불편을 느끼는 경우도 많아지지만 진행하는 양상이 파킨슨병보다는 훨씬 양성적입니다. 그러나 파킨슨병의 경우에는 운동기능이 점점 악화되며 평형 기능에 장애를 일으켜 말기에는 서있기도 힘든 상태가 되며 많은 경우에서 치매로 빠지게 됩니다.

(임상 경과의 차이점)

파킨슨병 - 운동 기능 및 평형 기능에 장애를 일으키며 많은 경우에서 치매로 빠짐

본태성 진전 - 나이가 들수록 진전이 악화되는 경향이 있으나 다른 이상은 없음.

4) 문진시의 중요 관찰점

먼저 환자가 외래를 방문하면 말을 시켜봅니다. 보통 환자들은 의사앞에서 긴장이 되어 눈을 자주 깜빡이지만 파킨슨병 환자는 뻥하니 눈을 뜨고 의사를 바라봅니다. 진찰실 주위를 빠르게 걸어 보라고 주문하면 파킨슨병 환자에서는 손에 진전이 잘 나타납니다. 그리고 돌 때 몸과 머리가 동시에 돕니다. 정상인은 돌 때 머리가 먼저 돌고 몸이 뒤따라도는 반사 동작을 보입니다. 이에 비해 본

태성 진전 환자는 눈깜박임이나 보행에서 정상인과 특별한 차이를 보이지 않습니다. 글을 쓰게 하면 파킨슨병 환자에서는 진전의 진폭이 감소하는 양상을 보이는 반면에 본태성 진전 환자에서는 진전이 심해지는 양상을 보입니다.

(문진시 중요 관찰점)

파킨슨병 - 눈깜작임 빈도 감소, 걸을 때 손에 진전, 두부-몸 반사(x)

본태성 진전 - 눈깜박임이나 보행에서 정상인과 특별한 차이가 없음.

5) 치료 약물의 차이점

파킨슨병은 뇌 내 흑질이라는 신경조직이 소실되어 도파민을 생성하지 못하기 때문에 발생합니다. 그래서 도파민성 약물과 항콜린제를 투여하는데, 이에 비해 본태성 진전에서는 클로나제팜이나 인데놀, 프리미돈 등의 약물을 투여합니다.

(치료 약물의 차이점)

파킨슨병 - 도파민성 약물과 항콜린제

본태성 진전 - 클로나제팜, 인데놀, 프리미돈.

[참고문헌 http://www.js-botox.com/page/indications/tremor.htm]

진전(떨림)에 사용하는 항콜린제와 베타차단제

| 비위듀
| 2014/07/07

▶ 진전(떨림)에는 파킨슨병으로 인한 진전과 본태성 진전으로 구분합니다.

파킨슨병 진전 – 도파민성 약물과 항콜린제 (파로마정, 프로이머정, 케마드린정)

본태성 진전 – 베타차단제 (인데놀정)

▶ 파킨슨병으로 인한 진전(떨림)에는

1. 도파민성 약물(레보도파, 효현제, 아만타딘)

항콜린제가 부작용이 심하다고 알려져 있어 주로 도파민성 약물 (레보도파, 효현제, 아만타딘)을 가지고 먼저 치료하는 것이 바람직해 보입니다.

2. 항콜린제 (파로마정, 프로이머정, 케마드린정)

아세틸콜린 수용체를 차단하여 그 작용을 하지 못하게 하는 제제.

부교감신경 말단에서 분비되는 신경전달 물질인 아세틸콜린의 무스카린 작용을 방해하는 약입니다. 혈압이 떨어지고 심장박동이 느린 환자의 경우 정맥을 통해 응급으로 투여하면 심장박동수를 빠르게 하고 혈압을 올려줍니다. 또, 소화액뿐만 아니라 위의 염산 분비를 줄이는 동시에 소화관의 연동운동을 느리게 하므로 설사치료제로도 사용하며, 호흡기 근육을 이완시키고 호흡기 안의 분비물을 억제하는 작용도 하므로 천식치료 및 전신마취 등을 할 때에도 사용합니다. 그러나 부작용으로 입 안이 마르고, 졸린 증세와 함께 건망증이 생길 수 있으며 변비, 소변이 잘 안 나오는 증세 등이 나타날 수도 있습니다.

▶ 본태성 진전(떨림)에는

1. 베타 차단제 (인데놀정)

검색된 상담내용입니다.

"인데놀은 베타차단제에 속하는 프로프레놀이라는 혈압 약으로 신경안정제나 진정제가 아닙니다. 이 약물은 협심증, 불안과 본태성 진전, 갑상선중독증의 보조요법 및 편두통의 예방에도 사용하지만, 많은 부작용이 있기 때문에 의사의 처방을 받지 않고 임의로 사용하는 경우는 생명을 위협하는 치명적인 부작용을 겪을 수도 있습니다. 약물의 특성상 심장박동을 낮춰주고, 손 떨림과 같은 증상을 줄어드는 특성이 있어 불안한 상태에서 도움이 되는 것같이 느끼지만, 이 약물은 고혈압과 협심증과 같은 치료를 하는 전문의약품으로 울혈성 심부전증이나 서맥 또는 천식과 같은 질환이 있는 사람에게는 치명적일 수 있어 의사들도 매우 조심스럽게 처방하는 약물이므로 남용하지 않으시는 것이 좋겠습니다.”

베타차단제는 신체의 교감신경계 가운데 베타 신경계의 기능을 차단하며 원래 협심증 치료제로 쓰였다가 혈압 강하제로도 사용되고 있습니다. 베타 교감신경계는 심장을 강하게 수축시켜(positive inotropic) 혈액을 전신으로 내보내는 역할을 합니다. 그러나 베타차단제를 복용하면 심장을 자극하는 신경 전달물질 수용체를 차단시켜 버리기 때문에 심장 박동수가 감소되고 심장 근육 수축력이 저하되면서 혈압이 떨어집니다.

베타 차단제에는 심장에만 선택적으로 작용하는 선택성 베타 차단제와 전신에 작용하는 비 선택성 베타차단제가 있습니다. 두 종류 모두 기관지 평활근을 수축시켜 천식이나 기타 만성 폐질환을 악화시킬 수 있습니다. 하지만 비 선택성 제제가 더욱 위험합니다.

베타차단제로 심부전이 호전되는 경우도 있지만 더욱 악화되는 환자도 있습니다. 또한 당뇨 환자가 베타 차단제를 사용하면 저혈당 증상을 가릴 수 있어 위험한 상황을 유발할 수도 있습니다.

베타차단제는 교감신경 기능을 인위적으로 차단하기 때문에 부작용 또한 많은 편입니다. 심장 수축력 억제 작용이 있어 심근 수축력이 떨어진 환자가 베타 차단제를 복용할 때는 심부전 증상을 악화시킬 수 있습니다.

또한 베타 차단제는 심장의 전기 신호에 영향을 주어 맥박이 매우 느려지기도 합니다. 베타차단제는 심방과 심실의 길목에 위치하여 심방의 전기자극을 심실로 전달하는 방실 결절을 차단함으로써 극단적으로 맥이 느려지는 서맥을 유발하기도 합니다.

베타 차단제는 중성지방 수치를 증가시킬 수 있고 지나친 혈압 강하, 말초 혈관 순환 장애, 불면증, 피로감, 운동 능력 감소, 기관지 천식 악화, 저혈당, 발기 부전, 권태감, 우울증 등 부작용을 동반할 수 있습니다. 특히 베타 차단제에 의한 발기부전일 때는 약물을 교체해 주는 것이 좋습니다.

베타 차단제는 교감 신경계를 인위적으로 차단하는 작용이 있기 때문에 우선 소량으로 투여한 후 부작용 여부를 세심히 관찰하면서 증량을 시도합니다.

알파 차단제 역시 신경전달물질이 심장이나 혈관에 전달되는 것을 차단하기 때문에 작용기전은 베타 차단제와 유사한 것입니다. 알파 차단제는 심장과 혈관의 알파 수용체를 차단하고 콜레스테롤 수치를 낮추는 작용이 있어서 고지혈증과 고혈압이 합병된 경우 사용됩니다.

알파 차단제의 부작용은 기립성 저혈압, 가슴 두근거림, 어지러움, 코 막힘, 두통, 구갈 등입니다. 또한 발기부전을 일으킬 수도 있습니다. 특히 고령자인 경우에는 기립성 저혈압을 유발 넘어질 수 있기 때문에 복용 시 주의해야 하며 약물을 처음 복용한 후 갑자기 정신을 잃는 초회량 실신(first dose syncope)을 유발할 수도 있습니다.

때에 따라서 알파차단제와 베타차단제를 함께 처방하기도 하며 두 가지 성분이 복합된 약물도 출시되었습니다.

베타 차단제의 부작용(Adverse effects)

오심, 설사, 기관지 연축, 사지 냉감, 레이노드 증후군 악화, 서맥, 저혈압, 심부전, 피로, 현기증, 시력 이상, 집중력 감소, 환각, 불면증, 악몽, 임상적 우울증, 성기능 장애, 발기 장애, 포도당 및 지질 대사 변화등입니다.

중추신경계 부작용의 경우에는 혈관−뇌 장벽을 통과하는 지용성이 큰 제품일수록 환각, 불면증, 악몽, 우울증 빈도가 높습니다. 그러나 수용성이 강할수록 중추신경계 부작용은 적습니다. 고혈압 치료에 이뇨제와 베타 차단제를 사용하면 당뇨병 위험이 있습니다. 반면에 ACE 억제제와 안지오텐신 II 수용체 길항제(안지오텐신 수용체 차단제)를 사용하면 당뇨병 위험이 감소합니다. 영국의 임상 가이드 라인은 고혈압의 일차 치료제로 이뇨제와 베타 차단제 사용을 피하라고 권장하고 있습니다.

베타 차단제는 코카인, 암페타민, 기타 과량의 알파 아드레날린성 자극제 사용을 치료하기 위해 사용할 수 없습니다. 베타 수용체만 차단하면 알파 아드레날린계 자극을 억제할 수 없기 때문에 고혈압 악화, 관상동맥 혈류 감소, 좌심실 기능 및 심박출량 감소, 조직 관류 감소 등을 초래하기 때문입니다.

내가 먹은 미라펙스,
내 몸 속에서 어떻게 움직이나?

> 미라속방 07시 11시 15시 x 0.5mg
> 미라서방 18시 x 0.75mg

좋고 나쁜 것을 떠나 실제 몸속에서 어떻게 동작하는지 추측해 보자는 것입니다.

미라속방은 복용후 30분후 작동 1시간후 피크최대치, 지속시간 6-8시간. 제조사에서 주장하는 것은 8시간이나 실제 이보다 짧은 6-7시간으로 추측합니다.

미라속방은 0.125mg, 0.25mg, 0.5mg, 1mg 네가지 종류입니다.

미라서방은 복용후 1시간후 작동 2시간후 피크최대치, 지속시간 21-24시간. 제조사에서 주장하는 것은 24시간이나 실제 이보다 짧은 21~22시간으로 추측합니다.

미라서방은 0.375mg, 0.75mg, 1.5mg 세가지 종류로서 평균 1/3 용량을 꾸준히 보장해 준다고 생각하십시요

자 이제 길상님의 미라펙스 복용을 추측해 보겠습니다.

미라서방 0.75mg을 18시에 복용하시면 19시부터 작동하고 20시에는 피크최대치에 도달하게 되며 평균 0.25mg의 농도로 다음 날 15시~16시까지 영향을 미칩니다.

미라속방 0.5mg을 07시에 복용하시면 07시30분부터 작동하고 08시에 피크최대치에 도달하게 되며 13시~14시까지 영향을 미칩니다.

미라속방 0.5mg을 11시에 복용하시면 11시30분부터 작동하고 12시에 피크최대치에 도달하게 되며 17시~18시까지 영향을 미칩니다.

미라속방 0.5mg을 15시에 복용하시면 15시30분부터 작동하고 16시에 피크최대치에 도달하게 되며 21시~22시까지 영향을 미칩니다.

미라펙스는 몸 안에서 이들의 벡터합으로 나타나게 됩니다.

너무 복잡하고 알려지지 않은 것이 많습니다.

큰 줄기에서 유추해 볼 수 있는 것이 22시부터 07시30분까지, 그리고 16시부터 19시까지 미라펙스 벡터합이 작다는 것인데 (보통 평균 0.75mg, 나머지 평균 0.25mg), 22시부터 07시30분까지는 수면으로 크게 문제될 것이 없고 16시부터 19시까지는 과하게 움직이는 시간이 아니기에 크게 문제될 것이 없는 좋은 처방이라는 것입니다.

초파들에게 스타레보와 온젠티스를 권하지 않는 이유

| 비위듀
(남/1966/DBS2016)

질문1. 초파에게 스타레보와 온젠티스를 권하지 않는 이유?

질문2. 레보도파를 복용하지 않는데 온젠티스를 복용하면?

질문3. "온젠티스+시네메트"가 서로 궁합이 잘 맞는다던데?

질문4. 스타레보/온젠티스의 반란

질문1. 초파에게 스타레보와 온젠티스를 권하지 않는 이유?

모든 약은 특별한 목적을 가지고 인의적으로 만든 약이기에 많은 부작용을 가지고 있습니다. 약의 효능이 꼭 필요한 경우, 이런 부작용을 감수하고 약을 복용하는 것 입니다.

꼭 필요한 상황이 아닌데, 약을 복용하여 안겪어도 될 부작용이 생긴다면 이보다 바보같은 짓이 또 있을까 생각해 봅니다.

하지만, 인간의 욕심이 워낙 유별나서 이런 바보짓을 하는 사람이 주변에 많이 있습니다. 스타레보와 온젠티스는 더이상 레보도파 증량이 불가능한 말기 환자들을 위해 약의 지속시간과 효과를 증강시켜 주기 위해 개발된 약입니다.

초파들은 스타레보와 온젠티스의 부작용 없이도 제어가 가능한데, 스타레보나 온젠티스의 부작용을 겪으면서 꼭 복용할 이유가 없다는 것 입니다.

질문2. 레보도파를 복용하지 않는데 온젠티스를 복용하면?

스타레보는 "레보도파+카비도파+엔타카폰"이 함유된 복합제 제이고, 온젠티스는 "엔타카폰"의 3세대 성분인 "오피카폰"만 따로 캡슐로 제공합니다.

레보도파는 도파민의 전구물질입니다. 즉, 몸안에서 도파민으로 바뀌며, 이들 제품에는 도파민을 체내에서 오래 머무는 작용이 포함되어 있습니다. 그리고 많은 분들이 잊고 계시는 것이 레보도파를 복용하지 않는다고 체내에 도파민이 없는 것이 아니고 도파민은 존재하며 단지 부족한 것 뿐입니다. 그래서 레보도파를 복용하지 않고 온젠티스만 복용해도 어느정도 효과가 있을 것으로 생각합니다.

레보도파를 복용하지 않는데 온젠티스만 복용한다?

여러분들이 생각하기에 웃기는 상황이지만 이런 분들이 주변에 꼭 있습니다. 진짜 바보의 말을 믿고 따라서 해보는 바보가 되지 않기를 바랍니다.

질문3. "온젠티스+시네메트"가 서로 궁합이 잘 맞는다던데?

여러분들은 약에 대해 공부하셔서 이런 바보같은 질문은 하지 않으리라 생각하지만, 주변에 바보짓을 하는 분들이 꼭 계시기에 다시한번 설명드립니다.

시네메트 = 레보도파+카비도파, 오리지날

퍼킨 = 레보도파+카비도파, 제너릭(카피약)

마도파 = 레보도파+벤세라짓, 오리지날

스타레보 = 레보도파+카비도파+엔타카폰, 오리지날

트리레보 = 레보도파+카비도파+엔타카폰, 제너릭(카피약)

시네메트CR만 서방정입니다.

퍼킨CR이 시네메트CR에 대응하는 제너릭(카피약)입니다.

현재, 퍼킨CR이 시네메트CR에 없던 심각한 부작용이 발견되어 이의 대비책을 마련중에 있습니다. 나머지 퍼킨은 시네메트와 동작이 똑 같고, 추가로 발견된 부작용이 없어 그냥 퍼킨과 시네메트가 똑 같다고 생각하시면 됩니다.

퍼킨과 퍼킨CR은 현재 명인제약에서 공급하고 있으며, 시네메트와 시네메트CR 제조사인 MSD가 한국에서 철수한 상황입니다.

이번에 시네메트CR 공급이 안되는 상황에서 퍼킨CR의 부작용이 발견된 것 입니다.

온젠티스는 레보도파를 타킷으로 개발된 약입니다. 이제 다시 위의 질문을 보시면 왜 바보같은 질문인지 알 수 있습니다.

질문4. 스타레보/온젠티스의 반란

반란이란 어느정도 기간동안 순종 즉 말을 잘 듣는 상태에 있다가 갑자기 말을 듣지 않을때 쓰는 표현입니다.

제가 실제로 스타레보의 반란을 겪고, 급기야 한국에 귀국하여 DBS를 받은 케이스 입니다.

스타레보 복용후 3개월동안 오프없이 날아갈 듯 좋았습니다.

어느날 갑자기 제대로 동작을 안해 엔타카폰 빼고 일반 시네메트를 복용했으나 예전처럼 돌아오지 않아 "죽더라도 한국에서 죽는다"라는 심정으로 귀국했습니다.

스타레보의 반란을 경험한 저로서는 온젠티스의 개발이 그리 반가울 수가 없었습니다. 아마도, 이런 스타레보의 보이지 않는 부작용이 3세대 온젠티스에서 해결되지 않았을까 조심스레 추측해 봅니다. 이런저런 이유로 초파들에게 꼭 필요하지 않은 약은 권해드리고 싶지 않습니다.

왜 스타레보175는 없을까?

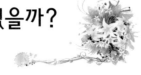

| 비위듀
(DBS2016/66)

　왜 스타레보175는 없을까? 스타레보 제조사인 노바티스에서 공식적으로 밝힌 바도 없고, 누구도 알려주지 않아 제 나름대로의 추론임을 미리 알려드립니다.

　사실 이 질문은 시네메트라는 약을 처음 만들어 세상에 공급한 엠에스디 개발 연구원들이 왜 4:1 제제 외에 10:1 제제를 만들었을까 하는 질문과 유사합니다.

　노바티스에서 개발한 콤탄이란 제품을 추가 복용할 경우, 약효가 약 1.33배 증가한다는 것을 파악했을 것 입니다.

　약효 1.33배 증가.

　여기서 착안한 것이 스타레보 150이면 레보도파 200의 효과가 나오고, 스타레보 150 X 8회가 스타레보 최대치라는 것 입니다.

여기서 숫자 8의 의미입니다.

하루가 24시간이고, 복용후 1시간의 피크시간(peak time)과 90분의 반감기를 고려했을때, 하나의 스타레보가 3시간은 커버하며, 하루 8정이면 24시간을 커버하기 때문에 스타레보 X 8회가 최대치가 되는 것 입니다.

카비도파나 벤세라짓 모두 하루 8회를 기준으로 계산해 보면 200mg이 하루 최대치라고 보고되어 있으니,

시네메트100 X 8회, 퍼킨100 X 8회, 마도파100 X 8회 또는

시네메트200 X 4회, 퍼킨200 X 4회, 마도파200 X 4회가

하루 최대치가 되는 것 입니다.

여기서 더 많은 레보도파 공급과 8회 복용, 즉 고용량 시네메트 250 X 8회, 고용량 퍼킨250 X 8회 를 달성하기 위하여 엠에스디에서 10:1 제제를 만들 수 밖에 없었습니다.

또 하나, 왜 고용량 시네메트200 X 8회인 8:1 제제가 아닌 고용량 시네메트250 X 8회를 지원하는 10:1 제제가 되었는지는 다음 번에, 회원들을 위한 특별한 맞춤서비스에서 언급하도록 하겠습니다.

마도파200 X 8회는? 이 부분도 다음에 말씀드리겠습니다.

카비도파 하루 최대치는 카비도파 설명서에 나와있는 200mg이 맞는건지?

스타레보150 x 8호의 300mg이 맞는건지?

글쎄요. 제 관점으로는 둘 다 맞습니다.

스타레보175는 없는데 스타레보200은 있다?

미국 노바티스에서 인쇄한 설명서에 나와 있는 하루 스타레보 최대치와 한국 노바티스에서 인쇄한 설명서에 나와 있는 하루 스타레보 최대치가 다르다?

예, 다릅니다.

세부적으로 살펴보면 여러가지 의문점들이 많이 있습니다.

스트레스 / 소화흡수 / 혈액순환 / 약 복용

비위듀
2014/04/28

1. 스트레스, 불안, 초조

이번에 느낀 것은 스트레스를 이길 수 있는 것은 아무것도 없다는 것입니다. 온몸이 굳고, 약이 듣지 않는 상황에서 할 수 있는 것이 없더군요. 할 일은 쌓여있고, 급하게 처리해야 할 일이 있는데 약이 돌지 않으니 더 불안해지고 시간에 쫓기니 더 초조해지고 그럴수록 더 움직이기 어려운 상황...... 악순환의 연속이었습니다.

악순환을 끊고 선순환으로 돌리면 모든 것이 잘 될 거라는 믿음이 중요한 것 같습니다.

2. 소화 흡수

이번에 고생했던 것이 내장 굳음에 따르는 소화흡수 불량입니다. 아직도 완전히 회복된 것은 아니지만 제대로 약이 돌기 위해서는 소화흡수가 잘 돼야 하는데, 내장 활동이 줄면서 소화 활동이 줄고, 소화 활동이 줄면서 약이 잘 안돌고, 약이 잘 안 돌면서 내장 활동이 다시 줄어드는 악순환입니다.

운동과 음식 조절이 필요한 부분 같습니다.

3. 혈액순환

소화흡수와 마찬가지로 혈액순환이 원활하지 않으면 그나마 소화 흡수된 약들이 제대로 동작하지 않겠죠. 약간 춥게만 잠들어도 바로 몸이 굳어 버리는 경험을 했습니다. 전에는 크게 느끼지 못했는데 이번에 명확히 느낄 수 있었습니다. 몸을 따뜻하게 해주고 역시 운동과 음식 조절이 필요한 부분 같습니다. 그리고 기름기 있는 음식 섭취 후 약이 잘 돌지 않더군요.

4. 약 복용

위 세 가지가 약 조절에 우선합니다.

스트레스 안 받기, 몸 따뜻하게 유지, 적절한 운동, 음식 조절 등을 통해 기초 체력과 원활한 신진대사가 우선되어야 약도 제대로 동작한다는 것을 다시 한 번 깨우쳐 주었습니다.

상태가 좋을 때는 잘 못 느끼다가 이번에 몸이 민감해진 것 같습니다. 아침 약은 대부분 잘 동작하는데 어떤 때는 오전 약, 어떤 때는 오후 약, 어떤 때는 저녁 약이 잘 동작 하지 않아 많이 힘들었습니다. 오늘 주일날 아침에는 오랜만에 조깅하고 라켓볼 치고 왔더니 오전에 상태가 좋더니 점심을 조금 늦게 기름기 있는 것으로 먹고 나서 약이 돌지 않아 고생했습니다.

기초 체력과 원활한 신진대사가 중요하다는 것을 그냥 넋두리로 적어 봤습니다. ^^

"파킨슨병과 흡연 및 음주"에 대해

비위듀
2019/06/17

먼저, 열의를 가지고 환우들에게 도움 되는 정보를 찾아주시고 번역해 주시는 안티파킨슨님의 노고에 감사를 드립니다. 그런데 올려주신 게시글 중에서 "파킨슨병과 흡연" 관련된 부분에 대해 제 경험을 간략히 말씀드리고자 합니다.

현재 안티파킨슨님 본인이 직접 음주 및 흡연을 하고 계시는지, 아니면 논문 결과에 영향을 받아 새로 흡연을 결심하고 계신지는 알 수 없지만 이미 오래전부터 음주 및 흡연을 경험한 저의 경험을 공유함으로써 조금이나마 시행착오를 줄일 수 있는 계기가 되었으면 합니다.

1. "흡연이 파킨슨병에 미치는 영향" 게시글에서 보여주는 것은 정확하게 "이 논문 내용은 흡연이 파킨슨병의 발병을 감소시킨다

는 연구 결과"로서 이 연구 결과의 진의에 대해서는 제가 말씀드릴 것이 없고, 제 경험상 이미 발병(유발)된 파킨슨병을 가지고 있는 환우의 경우 흡연이 아주 안 좋은 영향을 미친다는 것입니다.

파병 진단 후에도 오랫동안 술과 담배를 해왔던 제 경험을 말씀 드리면, 왼쪽 팔의 경직과 왼쪽 다리의 끌림이 있었는데 파병 약 복용 후 ON시간에 정상생활이 가능했습니다. 이 ON시간에 흡연을 하게 되면 얼마 지나지 않아 다시 증상이 악화되어 다시 왼쪽 팔의 경직과 왼쪽 다리의 끌림이 나타나기 시작했습니다. 담배를 끊기 전까지 꽤 오랜 시간 동안 하루에도 몇 번씩 반복적으로 관찰되던 증상이니 이보다 더 확실한 임상시험은 없다고 생각합니다.

2. 음주에 관해서 말씀드리면, 과음은 완전히 제 신체를 통제할 수 없는 상태에 이르게 만들어 마치 통나무 쓰러지듯 무방비 상태로 바닥에 넘어지는 경험을 한 적이 있습니다. 다행히 크게 다치지는 않았지만 심각한 과음은 뇌의 기능을 마비시켜 파병 환우들에게는 아주 위험할 수 있다는 것이 제 생각입니다.

단, 저녁에 집에서 가끔 마시는 반주의 경우 숙면과 혈액순환에 도움이 되는듯하여 아직도 불면증이 있을 경우 가끔 술을 마시고 있습니다. 파킨슨병과 흡연 및 음주와 관련하여 많은 분이 오해를 하실까 봐 우려하여 이 글을 쓰고는 있지만 사실은 기우일 수도 있는 것이 직접 흡연 및 음주를 하시는 경우 이러한 반응을 자연히 느끼실 것이기 때문입니다.

사실 초기 환우의 경우 잘 느끼지 못하고 계속 음주 및 흡연을 계속하실 수는 있지만 어느 날 이러한 사실을 몸소 체험하시는 순간 옆에서 이야기하지 않아도 스스로 중단하시리라 생각합니다. ^^*

이렇게 해보세요 (비위듀 조언)

　연속 도파민 공급 요법이라는 것이 있습니다. 말 그대로 연속해서 도파민을 공급해 준다는 의미인데 이 경우 체내 혈중 농도가 높아져 오히려 해가 될까요?

　아니면, 체내 혈중 농도가 일정해져 오프(도파민 부족) 또는 불수의(도파민 과다) 없이 저희들이 바라는 완치치료제 효과가 나올까요?

　정답은 2번. 완치치료제 효과입니다.

　문제는 이 액상 도파민을 체내에 공급해주는 곳이 마땅치 않아 위장에 구멍을 내고 위장으로 공급합니다.

　혈중 농도에 따라 도파민을 공급해주어야 하기에 외부에서는 1일 용량만큼의 도파민을 용기에 담아 이를 카세트 용기에 넣습니다. 1일 1카세트씩 360 카세트 용기의 가격이 한 4000만원정도.

　이 가격도 보험수가가 적용된 가격이어서 원래 가격은 더 비싸다고 합니다.

　돈 많은 부자들에게는 좋은 소식이나 서민들이 수술받기에는 다소 부담이 되는 금액입니다. 이 제품 이름이 "듀오도파"입니다.

주변을 둘러보시면 생각보다 많은 분들이 이미 "듀오도파" 시술을 받으셨습니다. 제 지인 한분은 듀오도파 시술을 받으신지 얼마 안되어 다시 DBS 수술을 받으셨는데 그 이유에 대해서는 제가 알지 못합니다.

저희들이 고통스러워하는 오프나 불수의가 찾아왔을때 이 듀오도파의 원리를 떠 올리면 내 몸안에서 혈중농도가 어떻게 진행되는지 도움이 될수 있습니다.

동일한 혈중농도를 유지하기위해 하루 24시간을 잘 분배하여 복용 횟수에 따라 복용 간격을 일정하게 유지해 주는것이 중요합니다.

"Once Daily"

하루에 한번 목용하는 약을 지칭하는데, 보통 서방정이라고 합니다.

파킨슨병 환자들에게 레보도파가 주치료제이고, 나머지 약들이 보조치료제입니다. 아주 약하기는 하지만 보조치료제 중에서 주치료제 역할을 대신 할 수 있는 것이 있는데, 바로 레보도파 효현제 서방정입니다.

"리큅피디", "미라펙스 ER"을 서방정이라고 부르며, "Once Daily" 제품입니다. 이 서방정을 저희는 12시간 간격으로 아침, 저녁에 복용합니다. "Once Daily"를 2회 복용하는 이유에 대해서는 책의 다른 부분에 설명되어 있습니다.

현재 레보도파 주치료제를 제외한 모든 보조치료제는 "Once Daily" 제품입니다. 희안하게도 레보도파만 아직 "Once Daily" 제품이 출시가 안되고 있습니다.

연속 도파민 공급방법과 레보도파 Once Daily가 상당히 밀접한 관계가 있음을 알 수 있습니다.

레보도파가 주치료제이기 때문에 가장 일반적인 방법은 레보도파를 중심으로 하루 3~4회 복용하는 방법입니다. 레보도파 Once Daily 제품이 아직 없는 상태에서 가장 유사한 효과를 얻을 수 있는 것이 바로 레보도파 효현제 서방정입니다.

"리큅피디", "미라펙스ER" 같은 레보도파 효현제 서방정을 중심으로 처방전을 만들고 부족한 부분만 "퍼킨정", "마도파정" 같은 레보도파로 채워주게 되면, 동결현상이 많이 줄어드는 것을 느낄 수 있습니다.

최근 주변을 돌아보면 동결현상으로 고생하시는 분들이 눈에 많이 줄었습니다.

이것이 "Once Daily" 제품 덕분이라 생각합니다.

비위듀의 짧은 조언이었습니다.

읽어주셔서 감사합니다.

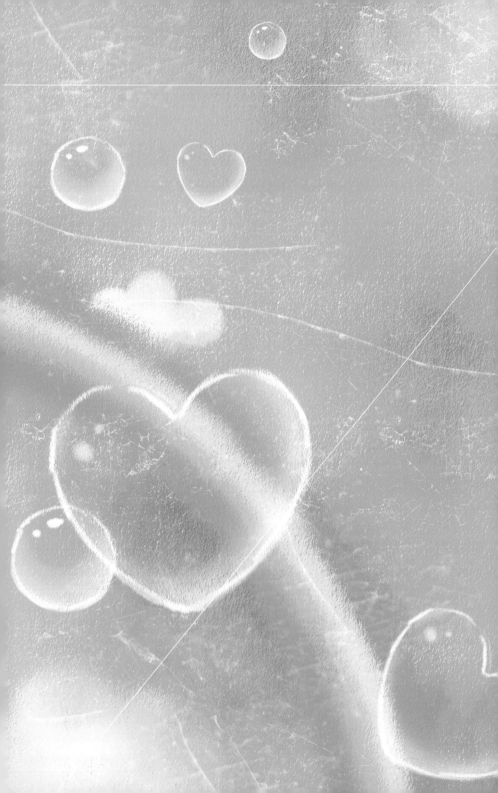

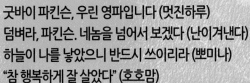

06 새로운 희망

굿바이 파킨슨, 우린 영파입니다 (멋진하루)
덤벼라, 파킨슨. 네놈을 넘어서 보겠다 (난이겨낸다)
하늘이 나를 낳았으니 반드시 쓰이리라 (뽀미나)
"참 행복하게 잘 살았다" (호호맘)

굿바이 파킨슨, 우린 영파입니다

멋진하루 (파킨슨병 전문치료약 2대 카페지기)

파킨슨... 단어 끝에 경. 만 붙이면 영국 탐정 소설에 나오는 귀족 같은 이름입니다. 어느 날부터인지 이 병명의 이름표를 단 젊은 분들이 귀향하는 철새들처럼 하나씩 둘씩 치료약 카페로 날아들더니 둥지를 틀기 시작했습니다.

뽀미나님, 호호맘님, 난 이겨낸다님... 목소리도 자태도 각각인.....
이 병은 도도한 영국 귀족의 꿋꿋한 자태를 연상시키는 이름과는 달리 오래 사귀다 보면 구부정한 자세, 느린 동작, 떨림.

영락없는 어르신 이미지라 젊은 파킨슨들의 등장은 깜짝 놀랄 사건이었습니다.

"불쌍 금지"

이 젊은 파킨슨들, 행여 촌스럽게 자기들을 동정하고 불쌍해 할까봐 불쌍 금지령을 내립니다. 그래서 동정하고 불쌍하다는 감정 표시도 못하고 참습니다.

그리고 젊은 그대들이 치료약 카페 게시글에 올린 글을 읽게 됩니다.

― 어느 날 군부대 옆에서 야구를 하다가 담벼락 철조망에 잠자리가 앉아있는 걸 봤습니다.

"아! 가볍구나! 가벼워서 저렇게 뾰족한 철조망 위에도 앉아 있을 수 있구나"

문득 그런 생각이 들었어요. 내 고민이 너무 크고 무거워서 스스로 여기저기 찔리고 다니는 것은 아닐까? 조금 가볍게 살아보자.

이 글을 읽고는 젊은 그대들처럼 이 무거운 병을 가지고 놀면서 살아보자고 마음을 가볍게 바꾸기도 합니다.

이것만이 아닙니다.

만나고 인사 나눈 지 며칠 안 되어 바로 시작하는 자신의 상황에 대한 자칭 신상털기는 정말 충격이었습니다.

– 아니 어떻게 우리를 믿고 남들은 약속 날 정해서 밥 먹기 한 스무 번, 낯선 여행지에서 맥주잔 놓고 밤 같이 새우기 적어도 두 번.

그리고도 이 신상 털기가 내 이미지에 도움이 되나 안 되나.

계산한 뒤, 그리고도 또 비밀유지는 될까......

이런 계산을 한 뒤에 이루어지는데, 무장해제하여 바로 솔직담백하게 털어놓기를 하는 그대들입니다.

그대들의 이 행동은 단번에 치료약 카페의 공기를 바꾸어 우리 안에 잠자고 있던 착하고 순수한 맘을 총출동시켜 오십 개 칠십 개의 댓글 달기로 이어집니다.

또 이뿐입니까?

글로 만든 게시글 대신 몸짱 이미지로 운동을 이야기하고 담배와 파병 관계를 맨몸 투혼으로 게시한 젊은 파킨슨의 혼은 또 어떻게 진화될지 오랜만에 두근두근 호기심이 작동하기도 합니다.

이게 카페로 날아들어 둥지를 튼 젊은 그대들의 보기 좋은 모습입니다.

아니 좀 더 솔직하게 고백하자면 확진 시에 너무 젊어서 이상한 취급당한 그대들의 황당한 슬픔.

오래 동안 일이 가능할까......

가볍게 하고 싶어도 가벼워지지 않는 생의 무게...
먹먹하고 속상해서 피하고 싶은 그대들의 뒷모습은 외면한...
반쪽자리 모습일지 모릅니다.

이제 젊은 그대들의 속마음도 털어놓으세요. 솔직하게 할 말 하고 숨겨놓은 꿈도 이야기하면서 세상 사람들에게 젊은 그대 영파라는 참 멋지고도 유일한 독특한 존재도 있다는 걸 알립시다.

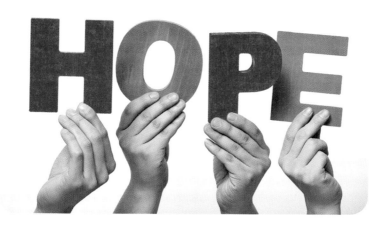

덤벼라 파킨슨,
네놈을 넘어서 보겠다

| 난 이겨낸다(40세)

보아라~ 장한 모습 검은 베레모~

하나! 둘! 셋! 넷!

어깨 펴고 전방주시하고!

현재시간 AM 07:00

오늘도 반복되는 힘찬 군화발의 소리를 들으며 하루의 시작을 알
린다. '호흡 조절하고! 대열 이탈하지 마!'

어느 정도 짬밥이 있기에 교관직을 수행하며 체력단련을 강행 중

어라랏. 왼발이 이리 무거웠나?

갑자기 떨어지지 않는 왼발이

마치 50킬로 바벨을 붙여놓은 듯 무겁기 그지없다.

이상하네. 피곤이 누적되어서 그런가......

꽤 지난 세월의 한 자락 저 기억은..
수줍은 듯 고개를 드는 새색시의 모습처럼
처음 파병의 증상을 몸으로 느낀 마음 아픈
절망의 순간이었다.

말을 한들 무엇하랴...
파킨슨... 이 생소하고 떨쳐버리고 싶은 세 단어..
그 후로 많은 절망과 좌절이 몰려왔던 건 뻔한 스토리..

무너지기엔 너무 젊다.
이 악물고 눈에 힘주고..

손이 말을 안 듣는 몸이면 말을 들을 때까지
내 손을 혹독하게 매질하고..

다리가 굳으면 달릴 수 있을 때까지...
발가락으로라도 달려야한다.

그게 내가 배운 삶이다.

무너지지 말자.

힘들다 말자.

포기하는 순간 넌 낙오자다.

한발 더.. 한발 더..

다시 한 번 목청 터져라 군화 끈 조여 매고

오늘도 대열 속에 멋진 군가로 하루를 시작하리!

덤벼라!! 파킨슨!

인류최초로 네 놈을 넘어서보겠다!!

하늘이 나를 낳았으니
반드시 쓰이리라

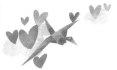

▌뽀미나(38세)

이십대 후반정도부터였나 봐요.

그때 배우며 돈 벌던 제 직업은 메이크업 아티스트였습니다.

초기에 폭망 해버리게 된 제 꿈과 희망은 본태성진전이라는 병명으로 바뀌어 버렸더라구요.

그리고 결혼과 출산을 하고 조금 안정된 삶을 사는 제게 미치도록 저에게만 산소가 없는 듯 숨막힘이 찾아와 공황장애 진단을 받고 극심한 불면증과 우울증이 와버렸습니다.

이리저리 많은 정신적인 고통이 가해져서인지 삼십대 초반엔 손은 심히 떨고 꾸부정한 자세로 무빙워크 위에서도 균형을 가끔 잃을 정도가 되었더라구요.

그래서 이리저리 알아보다가 파킨슨병일 수 있다는 생각에 부산 어느 종합병원을 가서 증세를 말하고 조심스레 파킨슨병이 아닐까

의사분께 말하니 아주 버럭 화를 내시며 젊은 사람이 몹쓸 소리 한다하시며 갑상선 검사를 하고 가라고 하시더군요.

몸에 맞지 않는 약만 여기저기 몇 해를 받아먹다가 34세 나이로 파킨슨이 노인병이라는 편견을 깨듯 확진을 받았습니다.

확진 몇 년 전부터 몸을 제 뜻대로 못 쓰던 제게 그래도 그나마 약을 먹고 움직일 수 있음을 감사하고 또 감사하며 살아가고 있습니다.

파킨슨병,

무섭고 겁이 나는 병이 분명 맞습니다.

그래도 제겐 간절한 소망 하나 있어요.

그래도 한번 사는 인생인데 소망 하나 이뤄보겠습니다.

저 무섭고 겁나는 파킨슨병 천천히 키워가겠습니다.

분명 진행은 되겠지만 지나친 관심도 사랑으로 착각하고

파킨슨병

이 녀석이 쑥쑥 크지 않게 무심히 키워보도록 하겠습니다.

하늘이 나를 낳았으니 반드시 쓰이리라.

파킨슨병에 걸렸지만 제 인생은 남았고 약을 먹고 지내야 하지만 작은 소망 하나 이뤄보겠습니다.

우리 영파도 선배 환우님도 모쪼록 낙심보단 하루하루 감사히 화이팅 하시길 기도드립니다.

"참 행복하게 잘 살았다"

▌호호맘(39세)

아침 7시 반......

출근 준비로 바쁜 제게 4살, 6살 두 아들(호호형제)이 졸린 눈을 비비며 다가와 굿모닝 키스를 해주고 갑니다. 파킨슨병 환자이자 워킹맘의 전쟁 같은 하루는 이렇게 시작합니다.

하루 24시간이 부족한 워킹맘이지만, 파킨슨병 이전과 다를 바 없는 일상이 감사할 뿐입니다.

전 37세에 파킨슨병 진단을 받고, 이제 3년차에 접어든 소위 '영파'입니다.

파킨슨이라 확진 받았던 그 때는 이 병이 평범한 일상조차 빼앗아 갈 것이라 생각했습니다.

그 시기의 암담함과 참담함은 말해 무엇 하겠습니까.

떠올리는 것조차 심장이 저려오는 느낌입니다.

그러나 2년이 흐른 지금, 전 여전히 두 아이의 엄마이자 15년차 직장인입니다. 물론, 회사에서도 가정에서도 모든 일을 잘 해내는 슈퍼우먼이 되고 싶었던 욕심은 과감히 내려놓았습니다.

욕심의 빈자리는 나를 위한 운동과 아이들과 함께하는 여행을 통한 행복으로 하나하나 채워가는 중입니다.

환하게 웃는 제 모습이 담긴 사진이 늘어나는 것을 보니, 인생이 즐거워졌음을 체감합니다.

파킨슨병 이전에 이런 행복을 깨달았다면 더할 나위 없이 좋았겠지만, 지금이라도 인생의 행복을 찾게 해준 파킨슨병이 한편으론 고맙기도 합니다.

누군가는 저에게 파킨슨병 환자로서 고작 3년 차, 그리고 생계를 책임져줄 남편이 있기에 가능한 행복이라 말할지도 모릅니다.

앞으로 수많은 날을 파킨슨병 환자로 살아야 할 영파이기에 험난한 날들도 당연히 찾아오겠죠.

하지만 오늘 제 인생에서 가장 행복한 시간을 살고 있고, 내일도, 모레도 그렇게 열심히 살다 보면 "참 행복하게 잘 살았다"라고 이야기할 날이 올 것이라 믿어봅니다.

함께 이겨내요

이서진

마른침 삼키며 지새웠던 날
세상 인연 갈 곳 잃어
어디 가도 찬바람

홀로 내디딘 가시밭길
한발 한발
제 목적지 언제 닿을까
떨며 가슴 조리던 날들

눈 안 가득 차오르는
저마다의 넘칠듯한 사연
갈 곳 잃고
발길 멈춘 이곳에서
우리 함께 나누어요

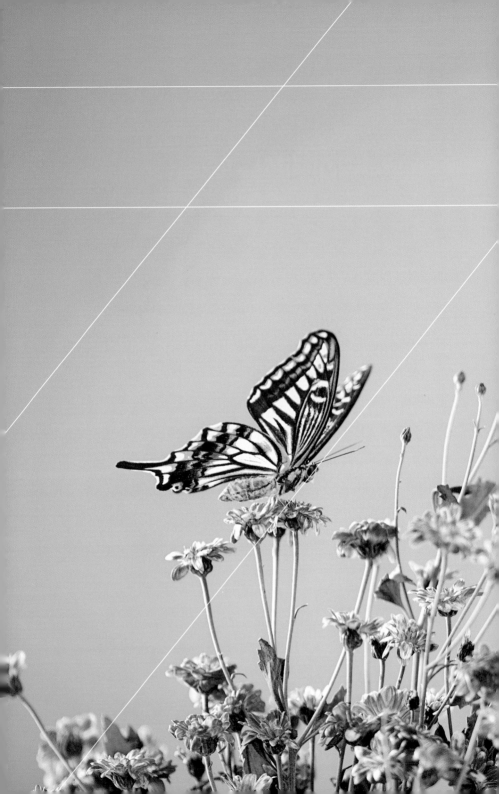

7장 DBS, 그 이후

비위듀 DBS 수술후기
DBS(뇌심부자극술)의 모든것

장애인과 장애

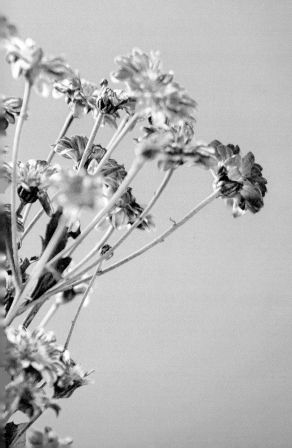

비위듀 DBS 수술 후기

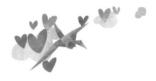

비위듀
2016/07

옆 베드에 예쁘장하게 생긴 아줌마가 입원했습니다. 18년 차라고는 믿기지 않을 만큼 상태가 좋아 보입니다. 물론 약효가 도는 동안 나의 상태는 거의 완벽합니다. 떨림도 거의 없고 다른 사람들이 구분하기 어려울 정도로 정상인과 똑같습니다. 문제는 약효가 잘 돌지 않는다는 것과 가끔 약 교란으로 인해 초죽음 상태로 빠진다는 것입니다.

이 누님이랑 같은 검사를 같이 받으러 다니면서 많이 친해졌습니다. 그러고 보니 내가 라이브서저리 메인이고, 이 누님이 라이브서저리 서브입니다. 즉, 내가 무슨 일이 있어 수술을 받지 못하게 되면 이 누님이 대신 받는다는 의미입니다. 예정대로라면 내가 토요일 수술이고 이 누님이 다음 주 월요일 수술입니다.

예정에 없던 할머니 한 분이 더 입원하셨습니다. 사연인즉슨, 원래 지난주에 수술을 받으셨어야 하는데 수술을 앞두고 와파린을 복용하신 탓에 한바탕 병원을 뒤집어 놓으시고, 결국 수술을 못하고 집으로 내려가셨으나 워낙 상태가 안 좋아 응급으로 수술이 잡힌 경우입니다. 그래서 토요일, 월요일, 화요일로 차례대로 스케줄이 잡혔습니다. 이 할머니 저녁 7시부터 9시까지 불수의가 장난이 아닙니다. 2시간 요동을 치시고 나면 거의 탈진상태로 잠이 듭니다. 어떻게 지금까지 이리 버티셨는지 그저 신기할 따름입니다.

복용 약이 궁금해졌습니다. 와이프는 옆에서 눈치를 줍니다. 조용히 있으라고. 당신 몸이나 잘 챙기라며 강하게 반대합니다. 퍼킨 2정 4회 하루 총 800mg 이 정도 양으로 그렇게 강한 불수의가 오지 않습니다. 알고 보니 중간에 마도파250 3회 추가 복용입니다.

즉, 800mg + 750mg = 1,550mg 상당한 양입니다.

지난번 입원했을 때 누군가가 마도파복용하시라고 권하셨다고 합니다. 할머니가 드셨던 잠시기간 동안 좋으셨다고 합니다. 무엇이 좋으셨는지는 모르겠지만 그렇게 드시면 당연히 불수의 생깁니다. 무작정 복용을 중단하라고 말씀드리기 어려워 반쪽씩 2시간 간격으로 분복해 드시라고 이야기해 드렸습니다.

이제는 다른 사람들 말 안 믿는다고 하시면서 강한 불신을 나타내셨습니다. 이제는 병원에서 주는 대로만 복용하신다고 하시면서... 수술도 얼마 남지 않았고 지금 약 조절한다고 해봐야 의미도 없을 것 같아 그냥 분복만 말씀드리고 더 이상 관여하지 않았습니다.

어제 머리 깎고 체온이 제대로 조절되지 않아 순간 긴장했습니다. 머리에 모자 쓰고 조금 지나니 올랐던 체온이 정상이 되었습니다. 밤새 제대로 잠도 못 자고 아침 일찍부터 수술 준비를 하며 서두르는 손길들이 바쁘게 느껴집니다. 원래 머리에 고정하는 틀을 고정하는 작업은 신경외과 병동 주치의 몫이다. 주치의를 기다리고 있는데 갑자기 펠로우선생님이 들어옵니다.

자기가 직접 하겠다고 하면서…. 나야 땡큐지. 아무래도 경험이 많은 펠로우선생님이 더 유리할 테니까….

아침부터 많은 이들이 긴장하며 준비했고, 머리에 부분 마취제를 투약하면서 아플 것 같았던 머리에 나사 박기는 생각보다 아프지 않았고, 그냥 나사 조이는 느낌과 마지막에 힘을 주어 나사 조이기 마무리를 할 때 약간 욱하며 탄탄히 박히는 느낌이 들었습니다.

머리에 고정틀 나사박기가 끝나고 다시 MRI실로 내려왔습니다. 조영제까지 투약하고 찍는 MRI. 정확한 좌표를 찾기 위해 필수 과정이라 생각이 들었습니다. 조영제 사고가 잦다고 하던데 조영제 없이 찍을 수는 없는 것인지? 사실 DBS 수술 때문이라 어쩔 수 없는 선택이라 생각이 듭니다. MRI실 내려가 보니 머리의 고정틀에 별도로 씌우는 캡이 있습니다. 아마도 MRI 촬영을 위한 장비로 고정틀과 한 세트인 것 같은 데 여기 계시는 분들이 잘 씌우지를 못합니다. 잘 안 맞는 모양입니다.

순간 이상한 생각이 듭니다. 처음 장사해 보는 것도 아닌데 왜 못 맞추지? 원래 기계란 어떤 상황에서든 딱딱, 찰칵찰칵하고 제자리에 맞게 되어 있습니다. 그런데 이분들 마치 처음 보는 장비인 양 잘 못 맞춥니다.

느낌이 별로 좋지 않습니다. 한두 번 수술하는 것도 아니고 최소 매주 반복하는 일일텐데 마치 처음 보는 장비 다루듯이 합니다. 어찌어찌 힘으로 대충 맞추었는지 불편하지만 참을만합니다. 30~40분의 긴 시간이 지나고 MRI 촬영이 마무리되었습니다.

같이 왔던 인턴이 보이질 않습니다. 나를 수술방으로 데리고 갈 보조기사만 보이고 다른 이들은 보이질 않습니다. 아마도 내가 MRI실에서 촬영하는 동안 수술실로 뛰어가 다른 준비를 하는 듯 보입니다. 오늘이 인턴 머리 올리는 날입니다. 처음 수술방에 들어가는 날이라고 했습니다. 나름대로 긴장하고 많이 설렜으리라……

보조기사가 나를 태워서 수술방으로 데려가려는 찰라, 뭔가 머리의 고정틀이 불편해졌습니다. 확실히 여기 들어올 때의 그 느낌이 아닙니다. 보조기사에게 이야기했더니 담당 주치의가 와야 판단할 수 있다고합니다. 나를 따라 들어 온 와이프에게 머리 고정틀이 이상한 것 같다고 이야기해 놓고 일단 수술방 입구에 들어섰습니다. 수술방 입구의 간호사(?)들에게 고정틀이 이상한 것 같다고 문제가 없는지 확인해 달라고 이야기를 했더니 주치의 올 때까지 기다리라고 합니다. 누군가 주치의에게 연락해서 전화 통화가 된 듯싶습니다.

출입구에 서 있던 세 명중 한 명이 다가옵니다. 다 이해한다고. 헐 ~ 뭘 이해하는데... 마치 아기 다루듯이 합니다. 수술을 앞두고 공포에 떨며 수술받기 싫어하는 환자를 살살 달래어 수술방으로 보내려고 합니다. 내 입에서 육두문자 작렬하고 가까이 오지 말라고 몸부림칩니다.

내가 세상을 겪으면서 제일 싫어하고 공포스런 멍청이 미저리 스타일입니다. 이런 유의 멍청이 미저리들은 정말 공포 그 자체입니다. 환자의 말에 전혀 귀 기울일 생각은 하지도 않고 그저 내가 다 알고 있으니 시키는 대로 하라는 식입니다. 그저 자신의 주인이 누구인지만 알고 나머지 지능은 집에 두고 왔는지 그저 주인 말에만 충실한 멍청이 미저리들입니다.

더 난리를 치니 그제야 병동 주치의가 들어온다. 뭔가 고정틀이 이상한 것 같으니 확인해 달라고...... 이 병동 주치의가 간호사에게 그런 식으로 이야기한 것 같습니다. 고정틀에는 전혀 문제가 없고 환자가 수술을 앞두고 공포에 질려 느낌으로 그런 것 같다고...... 아니라니까...... 이 놈의 주치의. 레지던트 1년 차......

그러고 있는데 전범석 교수님이 나타나셨습니다. 아마도 수술 전에 나를 잠깐 만나려고 들르신 듯합니다. 똑같이 다시 말씀드렸더니 곧 신경외과 팀이 올라오니 신경외과에서 알아서 할 거라고......사실 전 교수님은 잘 모르시는 상황이라 별로 기대하지 않아서 그런지 별로 서운한 감정이 없었습니다.

조금 지나서 백선하 교수님이 들어오십니다. 오~이제 백 교수님 밖에 믿을 사람이 없습니다. 공동 집도의인 벤틀리 교수가 수술 전에 나를 보고 싶다고 했답니다. 그래서 백선하 교수가 벤틀리 교수와 일행을 안내하여 나를 만나러 오는 길이었다고 합니다.

자초지종을 이야기했습니다. 백선하 교수가 고정틀을 이리저리 만져보더니 프레임 너트가 부서졌다고 합니다. 신경외과 생기고 이런 일은 처음이라면서... 갑자기 비상이 걸렸습니다. 병동 주치의한테는 MRI 재촬영 지시가 떨어지고, 고정틀 교체 작업이 시작되었습니다.

백선하 교수님이 직접 조여 있던 나사를 다시 풀고, 새것을 하나 가져오라고 지시하시는데 새것이 없다고 합니다. 아마 지금 쓰고 있던 고정 틀이 뉴 모델 새것이었나 봅니다. 임시로 찾아보더니 예전 모델같이 생긴 구형 고정틀을 가지고 옵니다. 앗 나사 구멍 위치가 내가 쓰고 있는 것과 다릅니다. 다시 국부 부분 마취하고 구형 모델 고정틀을 씌우고 다시 나사를 조이는데 나사가 제대로 없나 봅니다.

대충 주변의 나사를 찾아서 조이셨는지 MRI실 가서 다시 조영제 맞고 MRI 찍으려고 하는데 이번에는 나사 2개가 너무 길어 기존 프레임에 안 맞는다고 합니다. 당연하지. 대충 주변에 있는 나사로 응급조치한 것이니까....

부랴부랴 한명이 달려가서 작은 나사 2개를 새로 구해서 옵니다. 그리고 위에 노티 안하고 그 자리에서 바로 나사 교체 작업에 들어갔습니다. 그렇게 2차 조영제 MRI 촬영은 마무리되었습니다.

나중에 들은 이야기인데 와이프는 밖에서 다 지켜보고 있다가 난리를 쳤다고 합니다. 그 상태로는 수술실에 보낼 수 없다고. 병동 주치의는 MRI 재촬영 지시를 받고 투덜거리며 준비하러 갔다고 하고, 처음 고정틀에 나사를 조였던 펠로우선생님은 와이프를 보고 연신 죄송하다며 어쩔 줄 몰라 했다고 합니다.

사실 돌이켜보면 펠로우선생님 잘못이 아니다. MRI실에서 누군가 힘으로 억지로 맞추려고 하면서 부러진 것 같은 생각이 듭니다.

백 교수님 이야기도 외과 설립 이래 처음 있는 일이라고 하시고, 실제 고정틀의 경우 두개골에 나사를 조이는 것이라서 흔들리거나 이렇게 부서지는 경우가 없다고 합니다. 사실 펠로우선생님 문제도 아니고, 와이프 이야기로는 병동 주치의도 실제 4~5개월 정도 밖에 근무하지 않은 상태이고, 실제 나사를 조이는 작업을 하지 않았고, 본인도 많이 미안해하며 제가 퇴원할 때까지 너무 열심히 아침마다 치료를 정성껏 해주었습니다.

(병동 주치의 샘과 펠로우 선생님에게 진심 감사의 마음으로 케이크 하나씩 사서 드렸습니다)

지난번에 고정틀 너트가 부서지는 바람에 고정틀을 교체하는 작업을 하고 다시 MRI 촬영을 했다고 말씀드렸습니다. 무사히 조영제 주사 MRI 촬영을 마치고 수술실로 들어갔습니다. 들어가는 길에 여쭤봤습니다.

"지금 몇 시간이나 지연되었습니까?" 별 의미 없는 질문...... 시간은 2시간 정도 늦었는데 예정보다 약 1시간 정도 지연되었습니다. 친절하게 대답해 주시는 어떤 분의 목소리를 들으며 아~ 1시간 먼저 준비하다가 결국에는 시연 예정 시간보다 1시간 지연된 것입니다. 이분들이 얼마나 신경 써서 준비했었는지 단적으로 알려주는 부분입니다.

수술실은 드라마에서 보던 웅장하고 멋있는 장소가 아니었습니다. 매우 좁다고 느껴질 정도로 작은 공간. 옆에서 보고 배워야 하는 분들에게는 아주 적합한 장소라 생각되었습니다. 이런 작은 공간에서 오랜 시간 수술을 집도하시는 의사샘들이 조금은 안쓰럽게 느껴지기도 하였습니다.

수술실에 들어서니 영어를 능숙하게 하시는 내레이터 역할을 하시는 분이 저를 소개합니다. 그러더니 시연을 보고 계신 여러분들에게 한마디 하라고 하시더군요. 아~조금 미리 말씀해 주셔야지 멋있는 인사말을 준비해서 자연스럽게 이야기하지요. 갑자기 말씀하라 하시면... Hello Everyone!! 그 말이 제가 마취해서 정신을 잃기 전 기억에 남는 유일한 인사였던 것 같습니다.

얼마나 잠을 잤을까...... 주차된 차를 좀 빼 달라는 전화를 받고 차를 빼기 위해 비몽사몽간에 눈을 떠보니 예쁜 처자가 제 얼굴을 쳐다보고 있습니다. 여기는 회복실이구요, 수술 마치고 회복실에 오셨는데 바로 눈을 뜨시네요? 아~예. 머리가 띵한 것도 없고 상태가 이상하리만큼 좋다는 것입니다.

저 머리 들어도 되나요? / 당연히 들어도 됩니다. / 아~고맙습니다.

순간 마취가 아주 예술적으로 잘 된 것 같은 느낌입니다. 누가 마취를 했지? 예술입니다. 회복실에 몇 분이나 계시죠? 주말에는 긴급 수술 아니고는 수술이 없어서 저 혼자 회복실을 지키고 있습니다.

아~예~ 그렇군요. / 소변 줄 빼 드릴게요. / 소변 줄?? 제대로 활용도 못 한 것 같은데 벌써 빼도 되나요?

예, 조금 아프실 수 있고 화장실 가시고 싶으실 수 있어요. / 갑자기 뭐가 빠지는 느낌이고 화장실에 가고 싶었습니다.

아~ 제대로 활용도 못 한 소변 줄을 벌써 빼다니...... 이제 병실로 내려가실 겁니다.

회복실에서 나와 이제 병실로 향합니다. 왜 이리 상태가 좋지? 회복실에 나오자마자 아내 얼굴이 보입니다. 사랑스러운 얼굴입니다. 마치 오랜 시간을 기다린 사람처럼......

오래 걸렸어? 아마 예정 시간보다 1시간 늦게 시작해서 그런지 예정 시간보다 1시간 늦게 끝났다고 합니다.

나 왜 이리 상태가 좋지? 아~ 수술 전에 복용했던 약이 수술 시간 동안 멈춰 있다가 이제 퍼지는가 봅니다. 처음에는 단순하고 쉽게 생각했습니다. 그런데 나중에 확인해 보니 수술받은 대부분의 환우가 모두 같은 느낌을 받았다고 합니다.

어~이게 뭐지??? 수술을 마치고 전원을 켜지 않은 상태...... 왜 이리 상태가 좋은 거지???

혼자서 막 돌아다닐 수 있을 정도로 다리가 가볍게 쑥쑥 올라옵니다. 수술이 잘 되었다고 하더니 이런 느낌이구나. 거의 파병을 느끼지 못할 정도로 정상인처럼 느껴집니다.

수술 후 이틀째, 드디어 전원을 켰습니다. 그런데, 몸이 이상합니다. 예전 수술 전 상태로 돌아갔습니다. 갑자기 화가 납니다. 제발 예전 상태로 돌려주세요. 왜 전원 켜기 전 상태가 훨씬 더 좋은 거죠? 왜 그때 상태를 디폴트(default) 상태로 놓고 거기서부터 출발을 못 하는 거죠?

이럴 줄 알았다면 전원을 켜지 않고 지내는 것인데... 후회가 막심합니다. 그리고 화가 납니다. 왜 아무도 이런 상태를 이야기해주지 않은 거지?

그날 저녁에 자기 전에 전원을 껐습니다. 혹시나 그때 상황으로 돌아오지 않을까 싶어...... 다음 날 아침 펠로우 선생님으로부터 한마디 들었습니다. 전원을 맘대로 껐다고...... 와이프한테도 크게 혼났습니다. 환자가 선생님들 말 안 듣고 제 맘대로 행동한다고......

제발 예전의 상태로 돌려달라고......

DBS 수술에서 각각 왼쪽 오른쪽에 4개씩의 전극을 심는다고 합니다. 번호는 어떻게 할당되는지 궁금하여 백 교수님께 직접 여쭤봤습니다. 그냥 아래부터 0번 순서대로 1번 2번 3번 순으로 결정된다고 말씀하십니다. 전극 위치를 바꾼다는 이야기는 자극을 주는 전극 위치를 바꾸는 것입니다. 하지만 0번 1번 2번 3번에 각각 전극을 주는 방법도 있고, 동시에 4곳에 모두 전극을 가할 수도 있기 때문에 무수히 많은 경우의 수가 존재하게 됩니다. 또한, 그룹별로

configuration 하는 방법도 여러 가지가 있어 실로 그 경우의 수는 엄청나다 할 수 있습니다.

여기에서 자기에게 맞는 최적값을 찾아야 하는 것입니다. 실로 효율적으로 최적값을 찾기 위해서는 솔루션을 찾기 위한 방법론을 먼저 확립하고 단계적으로 접근해야 할 것 같은 생각이 드는데 그런 노력이 전혀 안 보입니다. 마치 주먹구구식으로 이것저것 해보다가 비슷하게 찾으면 다행이고, 못 찾아도 그만입니다.

잘 모르겠습니다. 내가 스스로 찾으면 더 빨리 정확하게 찾을 수 있을 것 같은데...

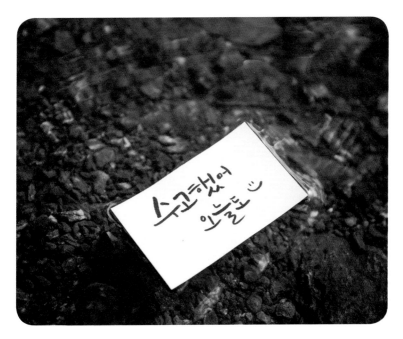

DBS(뇌심부자극술)의 모든 것

비위듀
2023.01.20

1. DBS 수술이란?

뇌심부자극술(Deep Brain Stimulas)입니다.

많이 오해하는 부분이 DBS 수술을 받으면 약을 더이상 안드셔도 된다는 착각입니다. 실상은 꾸준하게 약도 복용해야 하고, 약조절 측면에서는 거의 불가능에 가까울 정도로 어렵습니다.

DBS 뇌심부자극술은 뇌에 전기자극을 주는 리드를 심고 가슴에 밧데리를 달아 24시간 자극을 주는 장치로서, 파킨슨병을 위해 특별히 고안된 것이 아닙니다.

다른 병명의 환자들에게도 DBS 수술을 시행합니다.

2. DBS 수술 시기에 대해

저는 죽음에 임박해서 DBS 수술을 받았고, 지금 제2의 인생을 보내고 있습니다. 죽음에 임박해서 받은 두 환우(제가 알고 있는 환우는 앵무새님과 도로시님)를 빼고는 대부분 미리 DBS 수술을 받았습니다. 파킨슨병의 막장 고통이 두렵거나 자신이 없으시면 미리 받으시길 바랍니다. 그런데 7~10년차 미만은 되도록 미리 받지 마십시오. 후회하는 경우를 많이 봤습니다.

3. DBS 수술 부위에 대해

크게 2부분이 있습니다. 시상하핵 부분과 담창구 부분입니다.

시상하핵 DBS 수술은 난이도가 높고 복용량을 많이 줄일 수 있지만 뇌출혈등 부작용 가능성이 많고, 위험도가 높습니다.

담창구 DBS 수술은 부작용 가능성이 낮아 상당히 안전한 것으로 알려져 있고, 효과가 좋은 반면 복용량을 줄이지 못하는 단점을 가지고 있습니다.

4. DBS 수술은 어느 병원에서

국내에서는 서울대학병원과 아산병원, 세브란스병원 정도에서 많이 하셨습니다. 시상하핵 수술은 서울대학병원 백선하 신경외과 교수가 권위자입니다. 담창구 수술은 아산병원에서 주로 하는 것으로 알려져 있지만 위에 소개한 병원이라면 수술부위와 관계없이 다 잘 하시는 것 같습니다

5. DBS 수술 장비 모델

메드트로닉스라는 회사에서 오랫동안 DBS 수술 장비를 독점해 왔습니다. 최근 2개의 신생회사에서 메드트로닉사 제품의 문제점을 해결하면서 주목을 받고 있습니다.

메드트로닉사에서 액티바 SC, 액티바 PC, 액티바 RC 등 3가지 모델을 제공합니다.

액티바 SC 모델은 가장 기본적인 모델로 좌우 뇌에 각각 리드를 심고, 좌우 가슴에 밧데리를 장착하는 모델입니다.

액티바 PC 모델은 기술의 발전으로 밧데리 규격이 작아짐에 따라 좌우 양쪽 가슴이 아니고 한쪽 가슴에만 두개의 밧데리를 장착하는 모델입니다. 여기서 한가지 주의해야 하는 것이 처음에 액티바 SC로 수술을 받은 사람이 밧데리를 교체하면서 액티바 PC 모델로 바꾸려고 할때, 가슴에 있는 밧데리만 바꾸는 것이 아니고 목의 연결선까지 바꿔주어야 하기 때문에 여기서 생각하지 못한 문제가 발생할 소지가 있습니다.

6. 액티바 RC 모델의 문제점 및 신생 기업의 진입

단한번의 수술로 약 15년을 사용할 수 있다는 충전식 액티바 RC 모델. 그러나 메드트로닉스사의 자만심 때문인지 충전식 RC 모델에서 몇가지 치명적인 문제점이 도출됩니다.

가장 치명적인 것이 3~4회 방전이 되면, 충전이 안되어 다시 수술을 받아야 한다는 것 입니다. 그리고, 메드트로닉사 제품의 막대는 각각 4개의 리드를 제공합니다.

여기에 신생기업이 8개의 리드를 제공하는 막대와 일반 핸드폰 밧데리식 충전방식을 지원하면서 호평을 받고 있습니다.

보스톤 사이언티픽사가 신생기업이라고 하지만 2015년에 처음 발표되어 5~6년동안 검증이 된 제품입니다. 액티바 PC와 액티바 RC 모델에 대응하는 제품을 가지고 있는 것 같습니다.

7. DBS 수술시 여름을 피하고, 라이브서저리를 피하십시요.

모든 수술이 그렇하지만 여름에 수슬을 받게되면 수술부위가 감열될 확률이 많습니다.

여름에 수술을 받은 DBS 환자의 경우 감염이 제일 무서운데, 3~4번까지 수술부위를 걷어내고 다시 재수술을 받았다는 전설이 있습니다.

라이브서자리란 한 교수가 한쪽 뇌를 수술하고 다른 교수가 다른 쪽 뇌를 수술하는 것으로 교수들간 우의를 다지고, 기술을 서로 공유하는 좋은 활동입니다.

그런데, DBS 수술의 경우 좌우평형문제가 발생할 가능성이 다분히 높습니다.

신체의 좌우가 완벽해야 되는데, 미처 이 부분을 생각하지 못하고 라이브서저리 받은 것을 무지 후회하고 있습니다.

그리고, DBS 수술의 경우 머리에 고정틀을 쓰고, 수술전 MRI를 찍어 좌표를 결정하는데 이 고정틀이 제대로 고정되지 않은 상태에서 MRI 수치대로 드릴을 뚫을 경우 뇌출혈이 발생할 가능성이 많습니다.

8. DBS 수술후 회복 기간

보통 뇌에 심는 리드나 가슴에 설치하는 밧데리가 신체와 섞여 완전히 자기 몸으로 인식하는데 까지 12개월정도 소요되는 것 같습니다.

DBS 수술후 6개월까지는 신체의 임피던스 값이 계속 바뀌어 병원에서 최적의 세팅값을 찾아 맞추어도 하루가 지난지 않아 집에 가면 힘들어지는 경험을 하실 것 입니다.

수술후 6개월이 지나면 임피던스 값 변화가 적어지기 때문에 어느정도 세팅값이 유지가 됩니다. 수술후 1년이 지나면 어느정도 DBS 수술효과를 보실 수 있습니다.

[파킨슨병 전문치료약 카페] 비위듀

장애인과 장애

저희들이 궁금해 하는 것은 등급을 받는 방법, 연금을 받는 방법입니다.

제일먼저, 장애인과 장애, 두 단어의 차이는?

예 그렇습니다. "인"이 있고 없고의 차이입니다.

너무 쉽다고요?

그러면, "인"이 있고 없고의 차이는 뭘까요?

국가정부의 복지는 전국민을 대상으로 합니다.

국가정부의 보건복지부는 "장애인"이란 용어를 사용합니다.

앞으로 장애인등급, 장애인연금 어쩌고 이야기를 하면 이것은 모두 국가정부의 보건복지부에서 전국민을 대상으로 하는 것 입니다.

참고로, 현재 복건복지부에서 판정하는 장애인 등급은 2등급으로 심한 장애와(중증), 심하지 않은 장애(경증)로 구분합니다.

복지카드 어쩌구 이야기를 하면 보건복지부에서 판정하는 장애인 등급을 의미합니다.

여러분들에게서 매달 꼬박꼬박 가져가는 국민연금은 강제가입이고, 하도 엄하게 굴어서 보건복지부에서 라고 착각을 많이하시는데 실제는 그냥 연금보험사에서 운영하는 4대 보험중 하나입니다.

앞으로, 장애등급, 장애연금 어쩌고 이야기를 하면 이것은 전국민 대상이 아니고, 국민연금이라는 연금에 가입한 사람들을 대상으로 하는 것 입니다.

참고로, 현재 국민연금에서 판정하는 장애 등급은 5등급으로 1등급, 2등급, 3등급 외에 일시불로 지급하는 4등급, 연금을 지급하지 않는 무등급입니다.

일단, 장애인 등록을 하려고하면 사고후 1년동안 완치를 위해 최선을 다해 병원 치료를 받아야 합니다. 사고후 성실한 치료에도 불구하고, 영구히 남는 장애에 대해 심사를 하고 부족해진 노동력을 연금이라는 돈으로 대신 지불하는 것 입니다.

소위 "복지카드"를 받는 장애인등록을 위해서는 관련 서류를 접수시켜야 합니다.

이때 접수처는 각 동사무소 입니다.

각 동사무소에서 접수를 받아 장애인 판정 및 등급을 받기위해 서류는 심사처로 보냅니다.

이와 대비되는 개념으로 장애연금을 받기위한 장애 등록을 위해서 별도의 관련 서류를 접수시켜야 하는데 이때 접수처는 "국민연금 관리공단" 지사입니다. 각 "국민연금 관리공단" 지사에서 접수를 받아 서류를 심사처로 보냅니다.

장애인등록을 위한 심사처와 장애등록을 위한 심사처는 모두 "국민연금 관리공단"입니다. 그래서 많은 분들이 헷갈립니다.

보건복지부에서 시행하는 복지카드 장애인등록을 위한 장애인등급은 1. 심한장애 (중증) 2. 심하지 않은 장애 (경증) 3. 비장애로 구분합니다. 고용노동부에서 장애인 고용장려금으로 여성 중증 장애(80만원), 남성 중증 장애(60만원), 여성 경증 장애(45), 남성 경증 장애(30)씩 계산하여 사용자에게 매월 지급지합니다.

장애연금을 위한 장애등급은 1급, 2급, 3급, 4급(5년치 일시금), 무등급 으로 구분합니다.

장애연금을 위한 장애등급이 곧 장애연금으로 연결됩니다.

국민연금 관리공단에서 주는 장애연금은 1급이 65세 이상에서 받는 노령연금의 100%를 지급하며, 2급이 80%, 3급이 60% 입니다. 4급은 5년치 일시불지급입니다.

보건복지부에서 지급하는 장애인연금은 2023년 기준 최대 41만원입니다. 따라서, 장애연금과 장애인연금은 별도입니다.

심사처인 "국민연금 관리공단"에서 심사된 결과는 접수처로 통보됩니다. 즉, 장애인등급은 동사무소로 결과가 송부되고, 장애등급은 국민연금 관리공단 각 지사로 송부됩니다.

빼먹은 것 없이 잘 썼나 모르게겠습니다.

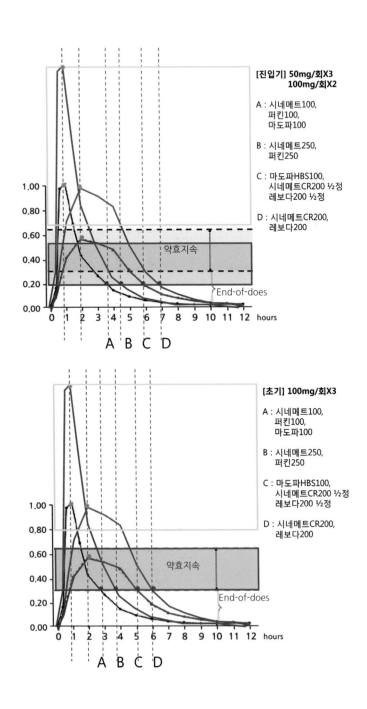

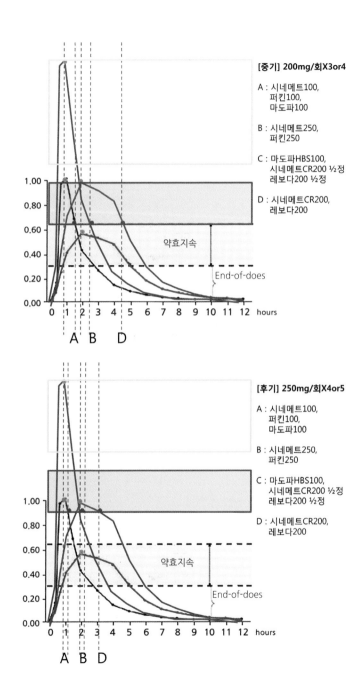

❶ 도파민제 - 레보도파 (전구물질)	제품명	판매사	성분/함량

▶ 레보도파 1일 최대 1,500mg을 초과하지 않도록 한다.
▶ 카피도파 1일 최소 용량은 70mg, 1일 최대 용량은 200mg.
▶ 엔타카폰 1일 최대 2,000mg을 초과하지 않도록 한다.
　엔타카폰 처음 복용시 레보도파/카피도파 양을 줄여야 한다.
▶ 1일 용량으로 4:1 제제로서 레보도파 800mg, 카피도파 200mg에 도달하면
　10:1 제제 (250mg/25mg) 로 변경하여 투여한다.

1. Levodopa + Carbidopa (Sinemet®)

(일반형) 초기용량으로 1회 100-125mg, 1일 100-300mg 복용한다.
용량추가가 필요할 경우 격일로 1일 총 100mg씩 증량.
(표준유지: 레보도파의 양으로 1회 200-250mg, 1일 3회)

일반형 4:1	시네메트정 100/25mg	한국엠에스디	Levodopa 100mg
일반형 10:1	시네메트정 250/25mg	한국엠에스디	Levodopa 250mg
일반형 4:1	퍼킨정 100/25mg	명인제약	Levodopa 100mg
일반형 10:1	퍼킨정 250/25mg	명인제약	Levodopa 250mg
일반형 10:1	(이시콤정 250/25mg)	한국유나이티드	국내 승안후 취하

(서방형) 초기용량으로 1회 200mg, 1일 2회 복용한다.
용량추가가 필요할 경우 최소 3일 간격으로 1일 총 200 mg씩 증량.
서방정이므로 씹거나 부수어 복용하지 않는다 (1/2정 복용 가능)

서방형 4:1	시네메트CR 서방정 200/50mg	한국엠에스디	Levodopa 200mg
서방형 4:1	(산도스 서방정 200/50mg)	한국산도스	국내 승안후 취하
서방형 4:1	(노바티스 서방정 200/50mg)	한국노바티스	국내 승안후 취하

2. Levodopa + Benserazide (Madopar®)

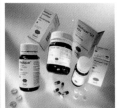

(일반형) 초기용량으로 1회 50mg(1/2정), 1일 3-4회 복용한다.
평균 유지용량으로는 1회 100mg, 1일 4~6회 투여한다.

| 일반형 4:1 | 마도파정 100/25mg | 한국로슈 | Levodopa 100mg |
| 일반형 4:1 | 마도파정 200/50mg | 한국로슈 | Levodopa 200mg |

(서방형) 전환투여는 1-2일간 마도파정과 동일한 1일 투여량 및 투여횟수로 시작.
(확산형) 초기용량으로 1회 50mg(1/2정), 1일 3-4회 복용한다.

| 서방형 4:1 | 마도파 HBS캅셀 100/25mg | 한국로슈 | Levodopa 100mg |
| 확산형 4:1 | 마도파확산정 100/25mg | 한국로슈 | Levodopa 100mg |

3. Levodopa + Carbidopa + Entacapone

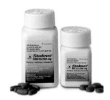

(일반형) 레보도파 일일 최대 용량은 1,500mg, 카피도파 일일 최대 용량은 200mg.
엔타카폰 일일 최대 용량은 2,000mg. 스타레보의 일일 최대 용량은 8정이며,
스타레보 200/25/200mg의 일일 최대 용량은 6정이다.

일반형 4:1	스타레보필름코팅정 50/12.5/200mg	한국노바티스	Levodopa 50mg
일반형 4:1	스타레보필름코팅정 75/18.75/200m	한국노바티스	Levodopa 75mg
일반형 4:1	스타레보필름코팅정 100/25/200mg	한국노바티스	Levodopa 100mg
일반형 4:1	스타레보필름코팅정 125/31.25/200r	한국노바티스	Levodopa 125mg
일반형 4:1	스타레보필름코팅정 150/37.5/200m	한국노바티스	Levodopa 150mg
일반형 4:1	스타레보필름코팅정 200/50/200mg	한국노바티스	Levodopa 200mg

❷ 도파민 효현제 (Agonist)

	제품명	판매사	성분/함량

▶ 리킵(REQUIP) 1일 최대 24mg. 치료효과는 1일 3-9mg 사이.
▶ 미라펙스(MIRAPEX) 1일 최대 4.5mg을 초과하지 않도록 한다.
　미라펙스ER 서방정은 1일 1회 복용한다(24시간).
▶ 리큅피디 서방정(24시간), 미라펙스ER 서방정(24시간)
▶ 일반형 리큅정(4~6시간),　일반형 미라펙스정 (6~8시간)

1. Ropinirole HCI (Requip®)

(서방형) 처음 1주간 2mg을 1일 1회 투여. 2주째부터 1일 1회 4mg까지 증량한다.
1일 24mg 이상을 초과하지 말아야 한다.

구분	제품명	판매사	성분/함량
서방형	리큅피디 서방정 Requip-XL 2mg	글락소스미스클라인	Ropinirole HCI 2.28mg
서방형	리큅피디 서방정 Requip-XL 4mg	글락소스미스클라인	Ropinirole HCI 4.56mg
서방형	리큅피디 서방정 Requip-XL 8mg	글락소스미스클라인	Ropinirole HCI 9.12mg

(일반형) 개시용량은 1일 총 0.75mg/day의 용량을 1일3회 분복.
유지량은 1일 총 3~9mg/day의 용량을 1일 3회 분복한다.

구분	제품명	판매사	성분/함량
일반형	리큅정 0.25mg (염산로피니롤)	글락소스미스클라인	Ropinirole HCI 285µg
일반형	리큅정 1mg (염산로피니롤)	글락소스미스클라인	Ropinirole HCI 1.14mg
일반형	리큅정 2mg (염산로피니롤)	글락소스미스클라인	Ropinirole HCI 2.28mg
일반형	리큅정 5mg (염산로피니롤)	글락소스미스클라인	Ropinirole HCI 5.7mg
일반형	노파킨정 0.25mg (로피니롤염산염)	삼일제약	Ropinirole HCI 285µg
일반형	노파킨정 1mg (로피니롤염산염)	삼일제약	Ropinirole HCI 1.14mg
일반형	노파킨정 2mg (로피니롤염산염)	삼일제약	Ropinirole HCI 2.28mg
일반형	뉴큅정 0.25mg (로피니롤염산염)	유한양행	Ropinirole HCI 285µg
일반형	뉴큅정 1mg (로피니롤염산염)	유한양행	Ropinirole HCI 1.14mg
일반형	뉴큅정 2mg (로피니롤염산염)	유한양행	Ropinirole HCI 2.28mg

2. Pramipexole Dihydrochloride (Mirapex®)

(서방형) 개시용량은 0.375mg/day의 용량을 1일 1회 투여하며 1주 간격으로 0.75mg씩 점차 증량.
1일 4.5mg 이상을 초과하지 말아야 한다.

구분	제품명	판매사	성분/함량
서방형	미라펙스ER 서방정 0.375mg (0.26mg)	한국베링거인겔하임	Pramipexole dihyd.
서방형	미라펙스ER 서방정 0.75mg (0.52mg)	한국베링거인겔하임	Pramipexole dihyd. 0.75mg
서방형	미라펙스ER 서방정 1.5mg (1.05mg)	한국베링거인겔하임	Pramipexole dihyd. 1.5mg
서방형	미라펙스ER 서방정 3.0mg (2.1mg)	한국베링거인겔하임	Pramipexole dihyd. 3.0mg
서방형	미라펙스ER 서방정 4.5mg (3.15mg)	한국베링거인겔하임	Pramipexole dihyd. 4.5mg

(일반형) 개시용량은 1일 총 0.375mg/day의 용량을 1일3회 분복하며 1주 간격으로 점차 증량한다.
유지량은 1일 총 1.5~4.5mg/day 의 용량을 1일 3회 분복한다.

구분	제품명	판매사	성분/함량
일반형	미라펙스정 0.125mg	한국베링거인겔하임	Pramipexole dihyd.
일반형	미라펙스정 0.25mg	한국베링거인겔하임	Pramipexole dihyd. 0.25mg
일반형	미라펙스정 0.5mg	한국베링거인겔하임	Pramipexole dihyd. 0.5mg
일반형	미라펙스정 1mg	한국베링거인겔하임	Pramipexole dihyd. 1mg
일반형	산도스프라미펙솔정 0.125mg	한국산도스	Pramipexole dihyd.
일반형	산도스프라미펙솔정 0.25mg	한국산도스	Pramipexole dihyd. 0.25mg
일반형	산도스프라미펙솔정 0.5mg	한국산도스	Pramipexole dihyd. 0.5mg
일반형	산도스프라미펙솔정 1mg	한국산도스	Pramipexole dihyd. 1mg

3. Bromocriptine Mesylate (Parlodel®)

(일반형) 첫 1주 동안 취침시 1.25mg의 저용량으로 시작한다. 유지량은 1일10~15 mg
1주 간격으로1.25~2.5mg씩 증량한다.

구분	제품명	판매사	성분/함량
일반형	팔로델정2.87mg (메실산브로모크립틴)	한국노바티스	Bromocriptine Mesylate
일반형	부로미딘정 2.87mg (브로모크립틴메실레ㅇ 환인제약		Bromocriptine Mesylate

❸ 아만타딘 (Amantadine

	제품명	판매사	성분/함량

▶ 1일 상용량은 1회 100mg(1정) 1일 2회 아침과 점심에 분복한다. **1일 최대 400mg.**

▶ 최신 연구에 의하면 1일 100mg의 복용도 1일 200mg의 복용과 효과면에서 거의 동일.

o "파킨슨환자, 아만타딘 과다사용 '각막 손상' 우려" - 2010.5.19

1. Amantadine Sulfare
1일 상용량은 1회 100mg(1정) 1일 2회 아침과 점심에 분복.

피케이멜즈정 100mg (황산아만타딘)		한화제약	Amantadine sulfate
아만타정 100mg (황산아만타딘)		고려제약	Amantadine sulfate

2. Amantadine HCI
1일 상용량은 1회 100mg(1정) 1일 2회 아침과 점심에 분복.

파킨트렐캅셀 100mg (염산아만타딘)		한불제약	Amantadine HCI 100mg

❹ MAO-B 억제제

	제품명	판매사	성분/함량

▶ 유맥스와 마오비는 염산셀레길린으로서 1일 상용량은 5~10mg (1-2정)

▶ **1일 투여량(10mg/day)을 초과하여 사용하여서는 안된다.**

▶ 아질렉트는 라사질린으로서 1일 상용량은 1mg (1정). 2세대 MAO-B 억제제.

1. Selegiline HCI
1일 상용량은 5-10mg (1-2정)으로 아침과 점심에 분복.

유맥스정 5mg (염산셀레길린)		한독약품	Selegiline HCI 5mg
마오비정 5mg (염산셀레길린)		초당약품	Selegiline HCI 5mg

2. Rasagiline
1일 상용량은 1mg (1정)으로 1일1회 경구투여.

Azilect 1mg (라사질린)		테바Teva	Rasagiline 1mg

❺ COMT 억제제

	제품명	판매사	성분/함량

▶ 콤탄은 엔타카폰으로서 1일 상용량은 1회 200mg(1정).
1회 최대 용량은 200mg, 1일 최대 용량은 2,000mg.

1. Entacapone
1일 상용량은 1회 200mg(1정)

콤탄정 200mg (엔타카폰)		한국노바티스	Entacapone 200mg

❻ 항콜린제제(anticholiner

	제품명	판매사	성분/함량

▶ 항콜린제제는 주로 부교감신경의 전달물질인 아세틸콜린의 작용을 방해하는 약.

1. Benztropine mesylate
초기량은 1일 0.5-1mg을 경구투여한다. 그후 5-6일 간격으로 1일0.5mg씩 점차 증량하여 유지량으로 한다.
이 때 유지량은 증상의 개선과 부작용 발현 등을고려하여 결정하며 1일 6mg을 초과하지 않는다.

환인벤즈트로핀정 1mg (벤즈트로핀메실레이트)		환인제약	Benztropine Mesylate
환인벤즈트로핀정 2mg (벤즈트로핀메실레이트)		환인제약	Benztropine Mesylate
명인벤즈트로핀메실레이트정 1mg		명인제약	Benztropine Mesylate
명인벤즈트로핀메실레이트정 2mg		명인제약	Benztropine Mesylate
태극벤즈트로핀정 1mg		태극제약	Benztropine Mesylate
태극벤즈트로핀정 2mg		태극제약	Benztropine Mesylate

2. Trihexyphenidyl
제1일에 1mg, 제2일에 2mg 복용후 1일 2mg씩 증량하여 1일 6-10mg을 3-4회 분복한다.

트리헥신정 2mg (트리헥시페니딜염산염)		태극제약	Trihexyphenidyl HCI